ÁMATE, Y MUCHO

NOEMÍ SEVA

ÁMATE, Y MUCHO

Una guía para sentirte bien contigo misma
y vivir relaciones más plenas

zenith

Obra editada en colaboración con Editorial Planeta – España

Bajo el sello editorial ZENITH M.R.
Avenida Presidente Masarik núm. 111,
Piso 2, Polanco V Sección, Miguel Hidalgo
C.P. 11560, Ciudad de México
www.planetadelibros.com.mx
www.paidos.com.mx

Primera edición impresa en España: octubre de 2022
ISBN: 978-84-08-26183-4

Primera edición impresa en México: diciembre de 2024
Primera reimpresión en México: mayo de 2025
ISBN: 978-607-569-896-0

Algunos de los nombres y de los rasgos característicos de algunas personas se han modificado para proteger su privacidad.

Impreso en los talleres de Corporación de Servicios Gráficos Rojo S.A. de C.V. Progreso #10, Colonia Ixtapaluca Centro, Ixtapaluca, Estado de México, C.P. 56530.
Impreso en México – *Printed in Mexico*

A todas mis mujeres.

SUMARIO

INTRODUCCIÓN

Este libro habla de relaciones, sobre todo, de la relación con una misma, de lo importante que es querernos para querer bien y elegir de forma adecuada a las personas que entran en nuestra vida. Debes comprender a la mujer que eres hoy para entender qué te está pasando, cómo funcionas hoy en tus relaciones, qué te hace daño y qué predisposición hay en ti para acabar de forma repetida, en relaciones que no son plenas, en las que te sientes insegura y pierdes el control. Y aunque te explicaré algunas cosas que te ayudarán a comprender, con la teoría no basta. Tus respuestas están en tu historia y, para ahondar en ella, tienes que estar dispuesta a sentir.

Y sentir a veces da miedo. De hecho, nos hacemos expertas en evitar sentir. Pero la única forma de conectar contigo misma y con tu esencia es sintiendo. Ahí está tu verdad, tu intuición. Créeme: tu calma llegará cuando busques tu propia coherencia, cuando no te dé miedo escucharte y te sepas suficiente para comunicar lo que hoy quieres y necesitas. Incluso sentirás que no hay nada que tengas que hacer para que te amen, simplemente ser tú. Sé que cuesta creerlo, pero espero que te sientas segura y confíes en ti misma cuando acabes de leer estas páginas. Los ejercicios que propongo te ayudarán a mejorar tu autoconcepto y amor propio, y te permitirán experimentar y llevar a tu propia vida lo que te cuento.

Este libro es un compromiso contigo misma; es cambiar la mirada y ponerla en nosotras, y aprender a darnos el amor que tanto reclamamos a los demás.

Quiero que me hables de ti, que aprendas a escucharte, a mirarte, a ser más compasiva contigo misma y a validar cómo te sientes, independientemente de cuáles sean las emociones que experimentes.

Quiero que conectes con esa tú que todo lo sabe, con tu parte más intuitiva, y seas congruente con ella.

Quiero que sepas cuán valiosa eres hoy y que, poco a poco, vayas diluyendo esos miedos que hasta hoy te han acompañado.

Quiero que des espacio y aceptes a esa tú que a veces también se siente insegura, que cree que a ella no la van a elegir.

Quiero que comprendas cuál ha sido la dificultad real en tus relaciones y que te sientas responsable y capaz de hacerlo diferente la próxima vez; desde tu mujer adulta que sabe lo que siente y quiere.

Me gustaría que, al acabar este libro, sientas que tu compromiso contigo misma está por encima de todo lo demás y que solo tú eres responsable de cuidarte y de protegerte; esto implicará también rodearte de personas que te hagan sentir valorada, reconocida y apreciada. Debes saber que en el camino aparecerán muchas personas que quizá no sepan o no puedan apreciarte, pero, para entonces, eso ya no te hará tambalear porque tu valor no lo define nadie más que tú.

Este es el viaje que te propongo: ir hacia ti. Conocerte, descubrirte, utilizar tus relaciones para ver qué te han mostrado de ti y que, con mucho amor y cuidado, puedas hablar de tus miedos e inseguridades. Que puedas poner luz a esa tú más vulnerable que quizá, durante mucho tiempo, se ha sentido inadecuada y ha creído que había algo de malo en ella, y que por ello no puede mostrarse tal cual es. No es cierto: hoy ya eres maravillosa, suficiente y valiosa. Y, para seguir creciendo todavía más, este será tu compromiso: ser parte activa de este proceso y de tu vida siendo coherente contigo misma. Aunque el proceso empiece y termine contigo, no tienes por qué hacerlo sola: yo te comprendo y te sostengo. Yo soy tú.

A lo largo de estas páginas trabajaremos para que puedas mejorar tu autoestima, conozcas tu modelo de amor, tu estilo afectivo y la forma en la que has aprendido a sentirte amada. Aprenderás a escucharte, a validarte y, en consecuencia, a poner límites y a cuidarte. En los capítulos que leerás a continuación, te encontrarás un espacio de reflexión y preguntas que te servirán como herramientas para profundizar cada vez más en tu historia, en tu verdad, y así conocer a esa tú auténtica a la que quizá no has permitido mostrar por miedo a no gustar y que hoy necesita también expresarse. Porque eres tú y eres maravillosa con todas tus partes.

A cada paso que des, te vas a comprometer a hacer algo diferente, por pequeño que sea, y tu avance irá alineado a esa nueva tú a la que te encantará conocer, respetar y mimar. Necesitas saber quién eres en esencia para aceptarte y quererte, y cuando sientas lo que vales y mereces, serás capaz de construir la relación y la vida que quieres.

No tengas prisa. Estás en un proceso en el que cualquier cambio lo haremos desde el amor y no desde la exigencia. Puede que el camino sea lento, es lo natural, ningún proceso es lineal, y juntas vamos a plantar unas semillas que poco a poco irán floreciendo. Así que no te preocupes si sientes que la vida a veces duele o te sientes insegura, lo hace simplemente porque eres humana. A mí también me pasa.

No te exijas más de lo que hoy puedes dar y sostener, no te presiones porque los cambios no llegan desde la exigencia o el rechazo hacia ti misma. Vamos a probar desde otro lugar: aunque cueste silenciar del todo esa parte tuya tan crítica, vamos a intentar suavizarla y cultivar otra parte más amable, que te sostenga y apoye.

Ojalá al acabar estas páginas sientas bien profundo en tu interior que tú necesitas ser lo más importante de este mundo para ti misma.

Me encanta que te hayas dado la oportunidad de llegar hasta aquí.

1. QUIERO QUE HABLES DE TI: AUTOESTIMA

La relación más importante es la que tenemos con nosotras mismas, y ese va a ser nuestro objetivo en este capítulo. Quiero que hables de ti porque necesitas conocerte, comprenderte y, sobre todo, ser más compasiva contigo misma y empezar a cuidarte para quererte. Sí, lo he dicho bien: cuidarte para quererte, en este orden. Cuidarte para, poco a poco, sentirte bien contigo misma.

La autoestima es la forma en la que te percibes a ti misma, cuánto capaz y valiosa te sientes. No es algo estático, sino que cambia en función de nuestras vivencias y de la forma en que estas impactan en nuestro interior. Y la vida a veces duele. Puede que nos toque sufrir una pérdida, una ruptura o un cambio de trabajo, y es muy importante que lo puedas vivir y sostener como algo natural y, sobre todo, que te permitas sentirlo, que entiendas que forma parte de tu proceso y que puede afectar a cómo te sientes contigo misma.

Cuando te sientas más bajita de ánimo, podrás utilizar todas las herramientas que vas a aprender en este libro para aumentar de nuevo tu autoestima. Por eso, tal como te adelantaba en la introducción, te aconsejo que hagas los ejercicios que te propongo para que puedas aplicar todo lo aprendido y llevarlo a tu día a día de un modo más práctico, para que aprendas a escucharte, a atenderte y a darte aquello que estés necesitando, sin esperar que venga nadie de fuera a dártelo. Se trata de que aprendas a cubrir tus necesidades por ti misma, pero no para no necesitar a los demás, sino para hacerlo en la medida adecuada.

En este capítulo, vamos a empezar a suavizar esa voz crítica que solo quiere que sigas esforzándote para que los demás no te dejen de querer. Te prometo que ya eres suficiente, pero para darte cuenta necesitas parar, estar contigo y acompañarte, salir de tanta exigencia mental para empezar a sentir que está todo bien en ti.

No tienes que ser más, créeme que nadie espera que lo seas. Así que vamos a soltar poco a poco a esa parte tuya tan exigente y perfeccionista y vamos a revisar juntas todo aquello que opinas injustamente de ti misma.

Está bien que quieras mejorar esa parte de ti con la que quizá te sientes menos cómoda, así como tener metas que te impulsan y te hacen crecer y avanzar. Pero debes tener cuidado con el lugar desde el que buscas este cambio, porque si es desde la exigencia y el rechazo de quien eres hoy, no se trata de autoestima. Cuidar la relación que tienes contigo misma siempre tendría que ser una prioridad, porque tú y tu amor propio estáis por encima de cualquier otro amor.

Y para cuidarte y quererte, tienes que conocerte, te necesitas a ti. Así que mi propuesta es parar y escucharnos, revisar qué nos está funcionando y qué no; aceptarnos, perdonarnos, y soltar a las personas y situaciones que haga falta, para ver si así podemos empezar a querernos como nos merecemos. No te preocupes si no sabes cómo hacerlo, yo te guío en este proceso.

NO HAY NADA MALO EN TI

Sé que más de una vez necesitamos que alguien nos diga esta frase y es así como me gustaría empezar este apartado: «Eres perfecta tal como eres, no hay nada de malo en ti; nunca lo hubo y nunca lo habrá».

Me gustaría que, para comenzar a avanzar en tu proceso, esta frase sea un bálsamo para ti. Recuérdala siempre que lo necesites.

Tal vez ahora no tienes muy claro qué momento de necesidad será ese, pero te voy a dar una primera pista: la vas a necesitar siempre que sientas que te abandonas y que te dejas sola.

Esto lo haces cuando no tienes en cuenta tus necesidades, cuando pones a otras personas en el centro de tu vida, cuando cedes tu poder personal a otros, cuando no te posicionas, cuando no te das tu lugar, cuando no pones límites, cuando no te cuidas, cuando mendigas amor, cuando dices «sí» cuando quieres decir «no», cuando no te permites expresar lo que sientes, cuando no validas lo que sientes o cuando necesitas que otra persona te elija para tú saberte especial. Te abandonas cuando permites que tu valor lo definan los demás, cuando te sientes valiosa solo si otra persona te dice que lo eres y cuando sientes que hay algo de malo en ti y que no eres suficiente cuando otra persona no te elige.

Y con esto no quiero decir que un rechazo o ruptura no vaya a resultar dolorosa, porque siempre lo es. Pero puedes recogerte y acompañarte en la tristeza y, poco a poco, analizar qué ha sucedido, qué te ha enseñado sobre ti esta relación, qué has aprendido y qué puedes agradecer, en vez de apegarte al rechazo y engañarte a ti misma con escenarios que nunca sucedieron como: «Si no le hubiera agobiado», «Si no hubiera sido tan exigente», «Si no fuera tan dramática», «Si fuera más espontánea», «Si me hubiera adaptado a su ritmo», etc. Es decir, obsesionarte en demostrar al otro que tú eres querible, en vez de sentir que tú ya lo eres, sin necesidad de cambiar.

Gran parte del sufrimiento presente en nuestras relaciones nace de ahí: tratar de demostrar a los demás que somos queribles si modificamos algún aspecto nuestro. Pero realmente no puedes adivinar por qué te elegirán o no otras personas; eso habla de ellas y de sus necesidades, por lo que adaptarte, e incluso complacer, únicamente hará que inviertas mucha energía en la relación, te sientas agotada y te alejes de ti misma.

Y esto no es algo que solo ocurra en las relaciones más íntimas, pero sí es cierto que es donde más se activan nuestras heridas, miedos e inseguridades (como veremos en la segunda parte), porque es en esa intimidad donde nos sentimos más vulnerables y aparece la necesidad tan profunda de ser amadas, reconocidas y sentirnos conectadas con algo más que una misma.

Desde ya quiero decirte que todo esto que sientes es natural, somos humanas, sociales y necesitamos a los demás. Y, aunque comprendo que querer amar y sentirnos amadas es realmente bello, quiero que te observes y que revises desde qué lugar eliges a esa posible pareja, dónde te colocas tú en la relación y qué te estás permitiendo en tus vínculos. A mí lo que me llega y aprendo día a día de las mujeres a las que acompaño es que solemos colocarnos en uno de estos dos lugares cuando iniciamos una relación:

1. Mujeres con una autoestima baja que empiezan a intimar y a conocer a otra persona desde la carencia, con una sensación de no estar en un momento radiante de su vida y con un sentimiento profundo de que «No puedo estar sola» y «Necesito verme a través de los ojos de alguien para sentirme especial y valorarme».
2. Mujeres con buena autoestima que se sienten empoderadas, seguras, que se sienten bien solas, que se cuidan pero que, cuando empiezan a conocer a alguien, dan tanto que se abandonan. Dejan de ser espontáneas, empiezan a adaptarse a las necesidades de la pareja, dejan de expresar lo que sienten y necesitan, y no se dan cuenta de que dejan de elegirse y de verse. Así, sin saber cómo, hay un abismo entre la mujer que entró en la relación y la mujer que ahora se ve obsesionada porque el otro quizá no la llama.

Si tienes una autoestima baja, te sugiero que trates de cuidarte a ti misma antes de envolverte en relaciones que puedan dañarte. Es muy importante que, antes de iniciar cualquier historia, tengas una buena relación contigo misma y, desde ahí, confíes en ti y en que vas a elegir muy bien qué personas entran en tu vida. Querernos poco no quiere decir que nadie nos pueda querer bien. Puedes construir una relación reparadora con una persona segura, nutritiva y que te quiera. Pero también puedes empezar una historia con una persona inconsistente y ambivalente, de «ahora sí, ahora no», que te haga conectar con tus inseguridades y creencias nucleares de «no soy suficiente» o «yo sola no soy capaz», y engancharte a una relación en la que no conectas con tu valía, tus límites se diluyen y no te muestras auténtica por miedo a no gustar. Cuando no nos queremos, no sabemos estar con nosotras mismas, y posiblemente nos convencemos de que cuando tengamos pareja, entonces sí seremos felices. Pero la realidad es que, en una relación que empieza así, existe un desequilibrio de base. A lo mejor sientes que este proceso no puedes hacerlo sola, y está bien. Apóyate en tus personas «medicina» y pide ayuda profesional si así lo sientes y necesitas: pedir ayuda siempre es sinónimo de autocuidado.

Si sientes que tienes una buena autoestima en muchas áreas de tu vida, pero te sientes insegura en las relaciones íntimas, seguramente has conectado más con la segunda opción. En este caso, me gustaría decirte que sé cómo te sientes porque yo también estuve ahí. Seguramente, eres una mujer que se muestra segura y fuerte en el ámbito profesional, con las amigas, organizando viajes, etc., pero que cuando empieza a intimar, cuando se expone, cuando tiene que dejarse conocer, siente que esa seguridad no es más que la manera en la que ha aprendido a que la quieran, pero no es así como se siente por dentro. En algún momento de su vida, se habrá podido sentir tan inadecuada que su forma de compensar ha sido justo mostrando a los demás aquello que aprendió que sí gustaba de ella (ser segura, perfecta, buena), y escondiendo una parte suya más vulnerable, que necesita también que la cuiden, que no puede con todo sola.

En una relación íntima, la otra persona te recuerda que eres humana, lo que te conecta con historias pasadas en las que quizá te sentiste rechazada, poco vista o tenida en cuenta. Entonces nace el temor a que la historia vuelva a repetirse, regresan todos los miedos y vuelves a sentir que, si el otro no te elige, seguramente es que hay algo de malo en ti.

Si, al tratar de convertirte en la mujer que sientes que la otra persona espera que seas, (porque, en situaciones así, lo que más nos obsesiona es que la otra persona nos elija), lo que pretendes es recuperar el control y sentirte segura, no funcionará, porque estás colocando tu valor en la decisión del otro, de modo que siempre te sentirás insegura contigo misma porque necesitarás la validación externa. A lo mejor deberías preguntarte: ¿qué me pasa a mí que busco de manera excesiva el cariño, la aprobación y la atención del otro? No hay que demostrar nada a nadie. Si tú sientes que tienes que demostrar constantemente lo que vales, que eres especial, es que no te lo crees y necesitas saberte valiosa a través de los demás.

Situada en esta posición, siempre vas a crear relaciones desequilibradas en las que tu estado de ánimo cambiará en función de lo que haga la otra persona, y seguirás actuando desde el miedo y sin ser auténtica, para que la relación «funcione». Porque si tú no sabes ver en ti tu valor y cuánto mereces, necesitarás que sea un otro el que venga a corroborarlo. ¿Y sabes qué pasa? Que cuando tú no te lo crees, cuando tú no te percibes como bonita y valiosa, o necesitarás hacer comprobaciones cada día para sentirte segura en la relación (cosa que te hará ser muy demandante y exigente para que obtener del otro lo que tú no sabes darte), o bien sentirás que para ti no es posible una relación fácil y que todo lo bueno se va a acabar en cualquier momento.

Este aspecto tiene mucho que ver con sentirse merecedora de amor, y en este sentido también quiero recordarte que tú sí lo eres. Mereces un buen amor.

Aquí empieza tu compromiso para empezar a trabajar juntas la relación de intimidad contigo misma, porque para tenerla en tus otras relaciones necesitas aprender a mostrarte, descubrir a la mujer auténtica que eres, que no pretende impresionar ni hacer ver que lo tiene todo controlado; que, en cambio, se muestra humana y simplemente hace lo que puede. Mostrarte es ser tú misma aunque no seas perfecta y eso te haga sentir vulnerable.

Si niegas las partes que no te gustan de ti, no hay realmente una apertura de corazón, ni confianza para poder contar cómo te sientes ni un reconocimiento por parte de la otra persona sobre quién eres. Si tú no te ves, los demás tampoco, y solo ven esa tú que eliges mostrar, un fragmento de ti misma insuficiente. Tal vez sea por eso que, a pesar de estar siempre rodeada de gente, sientes que nadie conoce verdaderamente a la mujer que eres, y eso te puede hacer conectar con el vacío y la soledad. Tú eliges qué parte de ti quieres que conozcan.

¿Por qué no nos mostramos al completo y en esencia? Porque desde esta coraza que nos protege parece que no hay riesgo y que nadie puede abandonarnos. Pero de la misma forma que quieres protegerte, también te aíslas de la vida, del amor y te distancias del otro.

Sé que no es fácil deshacernos de las corazas que nos han acompañado durante tanto tiempo, sobre todo porque nos han servido para sentirnos protegidas. Sé que salir de tu zona de seguridad da vértigo. Seguramente hasta hoy, sigue apareciendo esa voz crítica de la que te hablaba, esa voz que te exige que te muestres de una determinada forma, que te sigas esforzando en tus relaciones porque es así como has aprendido a sentirte en control y a salvo. Pero en este momento, necesitas empezar a identificar esa parte de ti que te hace daño, que comprendas que trata de hacer por ti y a la vez, aprendas a ser más compasiva contigo misma.

Así que, para empezar a conocerte y conectar con tu mundo interior, te invito con este primer ejercicio del libro a que te encuentres de forma muy íntima contigo y tu corazón.

EJERCICIO

Busca un sitio tranquilo y, si quieres, saca libreta y lápiz y copia las preguntas que encontrarás a continuación. Léelas para ti varias veces y, cuando te sientas preparada, sé muy honesta contigo misma y anota tus respuestas. Te recomiendo que lo escribas para que, más adelante, puedas valorar tu evolución. Ahora pregúntate: ¿la imagen que muestras de ti se corresponde a cómo te estás sintiendo? ¿Realmente están viendo la mujer que eres o estás en alerta, esforzándote para que te quieran y ser validada?

En este ejercicio se trata de observar el tipo y la calidad de tus vínculos, de qué forma te estás mostrando y cómo te sientes al sostener relaciones que quizá hoy no te suman. Quiero que observes qué haces (que mucho tiene que ver con lo que aprendiste siendo una niña) para sentirte querida y aceptada; que revises con qué personas sientes que puedes ser tú y con cuáles tienes que esforzarte, no comunicas lo que sientes y no priorizas tus necesidades porque sientes que de hacerlo se alejarían de ti.

Sé que a día de hoy todavía se activan tus miedos, pero es lo natural. Poco a poco, y solo cuando te sientas preparada, vas a ir poniendo límites y diciendo no a todo aquello que hoy en tu vida te resta, te oprime o no te permite ser auténtica. Porque lo que quiero para ti es que vayas construyendo relaciones sanas, donde te sientas valorada, querida y cuidada. Te voy a acompañar con mucho amor para que aprendas a escucharte y a elegir muy bien qué personas están en tu vida. Porque es maravilloso y necesario tenerte a ti misma, pero también necesitas tener a personas que te quieran y te hagan sentir segura.

Si revisando tus respuestas te das cuenta que tal vez estás invirtiendo mucha energía en seguir manteniendo en tu vida a personas que no te suman, que no te estás mostrando auténtica y no estás expresando lo que sientes y necesitas, en estas páginas vas a encontrar herramientas para afrontar los miedos que se activan en tus relaciones y empezar a tomar decisiones siendo coherente contigo misma. Busca en tus respuestas cuál sientes que es hoy tu dificultad en tus relaciones, y anótala para poder trabajarla de manera específica a lo largo de este libro. ¿Ya lo tienes? ¡Pues seguimos avanzando!

CÓMO TE VES A TI MISMA

Estoy segura de que a medida que vayas avanzando en esta lectura, serás una mujer mucho más consciente, que sabe lo que quiere, que es coherente con lo que hace, piensa y siente, y que se siente segura de sí misma como para elegir la vida y las relaciones que quiere. Pero, para empezar a caminar, tienes que saber dónde estás hoy y es ahí donde juntas vamos a poner la mirada ahora.

Para ello, quiero que empieces a cuidar la relación de intimidad que tienes contigo misma, que te redescubras y te des permiso para conectar con tu parte más auténtica. Dentro de ti habitan muchas mujeres y me gustaría que pudieras abrazarlas a todas, por lo que antes tienes que conocerlas. Sí, digo «conocerlas» porque, aunque lleves conviviendo con todas estas mujeres que eres tú misma durante años, a lo mejor has silenciado a algunas de ellas, porque interpretaste en algún momento de tu vida que no eran adecuadas, aceptadas o suficientes. Ahora es el momento, por amor a ti, de darles voz, de darles su lugar y de permitir que se expresen. ¿Cómo lograrlo? Encontrando momentos de silencio para estar contigo misma en tu día a día, sobre todo en esos instantes en los que te sientes contrariada, que sientes que hay partes de ti que parecen entrar en conflicto, e incluso cuando tienes la sensación de estar autosaboteándote en un proyecto, en una relación o en un cambio que te has propuesto. Escucha a todas estas voces que hay en ti y haz que dialoguen entre ellas. Observa las necesidades y la intención de cada una de ellas, para así conocerte y aprender a atenderte. Estar contigo misma será esencial en este proceso, y solo así podrás sentirte, escucharte y acompañarte.

Siento que en la actualidad las mujeres estamos muy volcadas hacia fuera, en alcanzar objetivos, en ser proactivas, perfectas, buenas madres, buenas amigas... Y entre tanto ruido es realmente complicado que puedas estar para ti. Así que te invito a que empieces a crear espacios para conectar contigo. Esta será una forma muy bonita de empezar a equilibrar tu energía femenina, la que conecta con la sensibilidad, la intuición, la creatividad, la ternura y el cuidado, y así, poco a poco, aceptar todas tus emociones y reforzar tu autoestima.

Necesitas colocarte en un silencio de escucha plena para estar en contacto con tus emociones y con tu mirada compasiva hacia ti misma.

Sé que estar en silencio con una misma no siempre es fácil; de hecho, muchas de nosotras lo evitamos porque no queremos sostener la incomodidad del vacío, encontrarnos cara a cara con nuestros pensamientos, nuestra soledad, nuestros miedos. Así que cualquier opción nos parece buena para no quedarnos a solas y en silencio con nosotras mismas. Buscamos mantenernos ocupadas para no encontrarnos, pensando que así será el mundo exterior el que llene nuestros vacíos, nos aporte seguridad y nos haga sentir valiosas. Pero, si no te escuchas, conoces, valoras, ni tomas decisiones que vayan a tu favor y no eres coherente contigo misma, es imposible que el mundo exterior se adapte a tus necesidades. Lo que debes hacer para revertir esta situación y volcarte hacia dentro es descubrir cuáles son tus necesidades, y ser tú misma quien las adapte a las condiciones externas. No dejes que tu rutina, trabajo, amistades, pareja o la sociedad decidan por ti: escúchate, aprende a ser quien eres y elige el estilo de vida que se adapte a tus valores y necesidades, escogiendo solo lo que te haga bien. Y también empieza a poner límites de manera amorosa y empática con los demás, pero siendo clara a la vez: solo así verás cómo se refuerza tu autoestima, porque escucharte, comprenderte y adaptarte a ti misma tal como eres te ayudará a sentirte poderosa y valiosa. Es la única manera.

Estás siendo coherente con lo que tú sientes que los demás esperan de ti, pero yo quiero que seas coherente contigo.

EJERCICIO

Para cuidar estos momentos a solas contigo te aconsejo que busques ese espacio (será suficiente con unos quince minutos; personalmente, creo que es mejor por la mañana) para escucharte y lo marques en tu rutina. Durante esta escucha activa, puedes hacerte las siguientes preguntas y dejar que las diferentes partes que hay en ti sean las que las respondan. Deja que haya distintos puntos de vista en las respuestas y da espacio a la sinceridad y no a lo que crees que deberías responder. Solo así obtendrás respuestas verdaderas. Ahora pregúntate: ¿cómo te sientes hoy contigo misma? ¿Cómo te estás tratando? ¿De qué necesitas más? ¿De qué necesitas menos? ¿Qué necesitas para sentirte mejor? ¿Cómo está tu cuerpo? ¿Cómo puedes darte lo que necesitas?

Quiero que te hagas estas preguntas porque la base de este trabajo reside en la percepción que tienes de ti misma, y cuán valiosa y merecedora de amor te sientes. Sabiendo las respuestas, serás tú quien tome las decisiones que te benefician y que están alineadas con quién eres, con tus valores y con cubrir lo que tú necesitas.

Estas respuestas irán cambiando de un día para otro, porque estamos vivas, somos emocionales, nos ocurren cosas que nos mueven, somos cíclicas y no siempre necesitamos lo mismo. Por eso te pido que hagas este ejercicio a diario, porque día a día necesitas estar en contacto contigo para revisar tus decisiones, conocerte a través de tus experiencias, de lo que sientes, darte permiso para cambiar, soltar o empezar algo nuevo. No hay respuestas incorrectas si son sinceras, así que no tiene sentido que te engañes a ti misma con respuestas que te parecen más correctas o más fáciles; lo adecuado es escucharte y ser honesta.

Me encantaría que poco a poco integrases este ejercicio como parte de tu rutina de autocuidado. No basta simplemente con hacerlo unos días, sino que es una práctica diaria para poner el foco en ti, asegurarte de que estás validando cómo te sientes, que te atiendes y acompañas con lo que necesitas, y para que te hagas responsable de crear para ti una vida que te guste.

Si tras la práctica y con el tiempo sientes que quieres seguir profundizando, puedes añadir algunas preguntas más a tu reflexión: ¿cómo me percibo y qué creo de mí misma? ¿Qué es aquello de mí que no quiero que los demás vean? ¿Qué partes de mí han sido reforzadas y qué partes silenciadas? Lo que creo de mí, ¿me impulsa a ir a por aquello que quiero o, por el contrario, siento que me limita? ¿Soy muy autoexigente conmigo misma? ¿Qué es aquello que trato de compensar? ¿La forma en la que yo me percibo a mí misma hace que viva mis relaciones de forma preocupada, pensando constantemente que el otro me va a dejar? En mis relaciones, ¿necesito que la otra persona corrobore constantemente que todo está bien y que tiene interés por mí? ¿Cuánto me valido yo?

Puede parecerte exagerado, pero lo que crees de ti misma hace que vivas las relaciones desde la calma o desde la ansiedad, desde el amor o desde el miedo. Es importante saber que, de niñas, ya construimos nuestros esquemas mentales respecto a nosotras mismas y los demás. Muchas veces, somos mujeres que nunca nos hemos cuestionado aquello que de niñas creímos sobre nosotras mismas, y en nuestras relaciones adultas siguen apareciendo los mismos miedos, inseguridades y carencias emocionales que aquella niña vivió.

Hoy no necesitamos a nadie que nos salve porque podemos cuidarnos nosotras, pero necesitamos recuperar a nuestra mujer adulta y dejar de identificarnos con las etiquetas que nos colocaron en la infancia, y empezar a construir nuestra autoestima desde dentro y valorarnos por quien somos y no por lo que nos dijeron que se esperaba de nosotras. Si tú sientes ese temor de quedarte sola, quizá en el fondo de tu corazón sientes que hay algo de malo en ti, algo que no va a gustar y, por lo tanto, que no mereces a alguien que te ame, y por eso te esfuerzas tanto.

Poco a poco te vas a sentir segura para ir suavizando estas creencias tan rígidas y exigentes que tienes sobre ti misma. Quiero que poco a poco te vayas contando tu historia de una forma más honesta y respetuosa contigo misma.

En estos espacios de silencio y escucha activa, quiero que detectes qué creencias tienes sobre ti como mujer y como pareja, quién se supone que tienes que ser en tu relación y qué expectativas se tienen de ti. Es decir, cómo crees que debe ser tu «yo ideal» en la vida, y especialmente en las relaciones íntimas. Solemos tener una mirada muy autoexigente; perseguimos un ideal que se aleja mucho de nuestro yo real, y cuanta más distancia exista entre ambos, más frustradas nos vamos a sentir por no conseguir aquello que se supone nos hará vivir de una forma plena.

Está bien aspirar a un yo ideal, querer mejorar, tener planes que nos retan, elegir qué queremos en la vida, pero para ello debemos pensar en un yo ideal real y posible para nosotras. Debemos poder avanzar paso a paso hacia nuestros objetivos, sabiendo que no todo va a depender de nosotras, que cada persona tiene su propio ritmo. Que quizá no lo consigamos todo, o no lo haremos en los tiempos que habíamos planeado, pero eso no quiere decir que no vaya a pasar o que no vayas a ser capaz de conseguir muchísimas cosas.

Sé amorosa y paciente contigo misma y evita culparte o fustigarte cuando las cosas no te salgan como esperas. Esforzarnos tanto en conseguir sueños inalcanzables nos puede hacer mucho daño, por eso te propongo que revises tu plan de vida, teniendo en cuenta los siguientes aspectos:

- Revisa tu «yo ideal» y valora si estás siendo realista y justa contigo misma. Puedes anotar en una libreta cómo eres ahora y cómo debería ser ese ideal al que aspiras, y contrastarlos para ver si es posible o si tus peticiones son exageradas y te estás exigiendo demasiado.
- Revisa qué es aquello que sí habla de ti y tiene que ver contigo y tus valores, y qué es aquello que mantienes tratando de cumplir las expectativas de otros.

- Elige con quién quieres compartir tu tiempo, cuándo quieres estar acompañada y cuándo quieres estar para ti, sin sentir culpa por decir «no» (con lo cual te dices «sí» a ti), o porque has puesto un límite que era necesario para cuidarte.
- Evita condiciones para quererte como: «Cuando tenga pareja, me valoraré», «Cuando tenga un trabajo que me permita vivir sola, entonces me querré» o «Cuando pierda 4 kilos, me cuidaré». Deja de buscar qué te falta: siempre va a haber algo pendiente y de este modo tan crítico nunca «serás lo suficiente» para quererte y la frustración va a estar muy presente en tu vida.

Tal vez al principio no sepas cómo darte lo que necesitas, y es natural si nunca antes te lo has preguntado de esta forma. Es nuevo para ti, así que sé amable contigo misma, estás aprendiendo a cuidarte y lo más importante es que abras este espacio contigo misma a diario y puedas ir conociéndote hasta que, desde tu mujer adulta, aprendas a hacerte cargo de ti y elegir lo que te conviene. Cuando llegue este momento, ocurrirá la magia, porque ya no te sentirás sola, ya que siempre estarás contigo misma, ni necesitarás a otra persona para llenar tus vacíos, ni te vincularás desde la dependencia, sino desde el amor propio y la autoestima. Pero vayamos paso a paso.

Para realizar este trabajo de autoconocimiento, te invito a que tengas tu propio diario emocional, que será tu lugar seguro para conectar con aquello que estás sintiendo en tu día a día. Es un espacio para soltar, expresar, validar y gestionar lo que estás sintiendo. Escoge un cuaderno bonito o, si lo prefieres, una aplicación para tu móvil en la que puedas hacer notas diarias. La idea es que tengas un lugar en el que escribir tus sentimientos y emociones, una rutina de silencio en la que anotes cómo ha ido el día, qué te ha gustado, qué te ha molestado, etc. Cuando empieces a escribir, si no sabes por dónde empezar, aquí te dejo unas preguntas para inspirarte: ¿cómo me siento? ¿Qué ha ocurrido para que me sienta así? ¿Qué personas estaban? ¿Con qué me ha conectado esta situación? ¿Qué me ha faltado? ¿Qué límite siento que se ha traspasado? ¿Qué hubiera necesitado? ¿Qué puedo hacer yo para acompañarme en esto y proporcionarme calma?

Tu diario te va a permitir observar qué es lo que se repite, cuál es la emoción más presente en tu vida y qué haces con ella, cuándo se dispara, cuándo se reduce, qué te activa, qué tiene que ver contigo y qué tiene que ver con el otro, qué es aquello que quizá no estás haciendo y que te ayudaría a mejorar, qué límite no estás poniendo o qué conversación no estás teniendo, en qué aspectos no te estás cuidando... lo que sea para ti.

Tu diario no solo te permite estar en contacto contigo misma, saber quién quieres y qué necesitas, sino que con él también podrás ver cómo te tratas tú en las situaciones que te afectan, cuál es tu diálogo interno (cómo te hablas) y las creencias que tienes sobre ti misma, que hacen que una y otra vez vayas repitiendo las mismas situaciones.

Estar en contacto con nuestras emociones es necesario para conocernos, ya que estas te van a dar una información valiosísima sobre ti misma. Ellas te cuentan qué te gusta y qué no, qué te hace estar tranquila, dónde te sientes querida y dónde poco tenida en cuenta, qué te funciona, etc. Y solo escuchándolas podrás saber qué necesitas y así cuidarte para quererte y sentirte valiosa. Sé que a veces te incomodarán, pero debes aprender a aliarte con ellas: las sientes porque estás viva y sana y lo único que hacen es hablarte de ti para que te tengas en cuenta, para que te cuides y protejas, para que busques con tus decisiones tu paz mental.

Hay algo que siento que quiero decirte para que rebajes expectativas sobre tu yo ideal, sobre este proceso, sobre traer a tu mujer adulta, sobre saber acompañarte: no siempre vas a gestionarlo todo de forma perfecta ni tendrás siempre la respuesta adecuada, el tono adecuado o sabrás acompañarte. Somos humanas, no perfectas, y la vida va sucediendo y obviamente habrá situaciones que nos van a hacer tambalear, nos van a desbordar o nos van a doler tanto que necesitaremos dejarnos caer, pero esta vez no estarás sola en la caída: te tendrás a ti.

Por ello quiero que trates con mucho amor a esa tú que hoy me está leyendo. Quiero que seas muy compasiva contigo misma, que te cuides, que observes esa voz crítica que a veces aparece en ti y, si tiene demasiado protagonismo, trata de suavizarla y deja que otras voces, tal vez más silenciadas, también se expresen. Seguramente, estas son partes de ti más vulnerables que han estado tan protegidas que casi no las puedes oír.

Ser compasiva contigo también implica revisar tu relación con los demás, así que a continuación te doy algunas pistas para que puedas detectar cuándo no estás siendo compasiva contigo misma: cuando priorizas las necesidades de los demás a las tuyas, cuando eres muy exigente contigo misma, cuando te desgastas dando en exceso a personas que son muy demandantes a pesar de que te quitan la energía, o cuando te adaptas y amoldas a otros para encajar o gustar.

Observa en qué momentos no estás siendo compasiva contigo misma y date cuenta de cómo tú te percibes y tratas, pues cómo lo hagas determinará absolutamente todo aquello que decidas y elijas para ti. El cuidado y la autoestima empiezan en el momento en el que te miras, te sientes y escuchas tus necesidades. Acepta lo que eres y quieres, ve a por ello y busca a personas que te hagan sentir segura y querida siendo tú.

Si tú no has validado quién eres,
no vas a atreverte a no hacer lo que se espera de ti.

SENTIRTE VALIOSA Y TU GUION DE VIDA

En este apartado parto de la premisa de que quieres sentirte valiosa, pero no lo sientes así o, al menos, no siempre. Es más, tal vez hoy has necesitado que otra persona te diga que eres válida para poder sentirlo, y nunca te lo has dicho a ti misma en primer lugar. Y cuando digo otra persona me refiero a tu pareja, a una amiga, a tu jefe, a tu madre, etc. Es decir, alguien externo que te corrobore lo que tú vales porque, si lo hace, automáticamente tú piensas: «Si el otro me dice que soy válida, entonces me siento válida; si el otro reconoce lo que hago, yo me lo reconozco; si me aprueban, me apruebo». Cuando tu valor depende de cómo te perciben los demás (o de cómo tú crees que te perciben los demás), estás colocando y cediendo todo tu poder a terceros, y esto hará que te sientas muy insegura, inestable y que dudes constantemente de ti misma.

Por eso ahora me gustaría que respondieras a la siguiente pregunta y que seas honesta, aunque la respuesta escueza un poco: ¿qué es todo aquello que haces para encontrar esta validación y reconocimiento? Déjate llevar y responde de manera sincera. Puede que alguna de las cosas que hagas es ser más callada, adaptarte a lo que quieren los demás, no dar tu opinión, mostrarte perfecta, decir «sí» cuando quieres decir «no», priorizar las necesidades de los demás o, por el contrario, mostrarte más segura de lo que eres, más animada o más activa. Puede que seas más complaciente porque otra persona lo demanda, o muy resolutiva porque alguien necesita que tú te hagas cargo de sus problemas. No pasa nada si, de manera puntual, haces algo que no te apetece demasiado, si te ves resolviendo algo que no te corresponde o cedes un poco porque la situación lo requiere, porque es cierto que en las relaciones algunas veces tenemos que hacer ciertos «esfuerzos». El problema viene cuando esto se vuelve algo recurrente y tiendes a renunciar a lo que tú quieres y necesitas una y otra vez, por miedo a decepcionar, por la necesidad de agradar, y por obtener validación y aceptación. Cambiar tu forma de ser por los demás te hará sentir vacía, agotada y muy desconectada de ti. Si alguien te quiere en su vida, que te quiera por cómo eres y no por lo que haces, consigues o das.

A lo mejor estás pensando que todos queremos que nos validen y que es lo natural. Mi respuesta es que sí lo es, pero te invito a que observes en qué medida lo buscas y te abandonas para conseguirlo. Una cosa es que en un momento puntual te muestres más extrovertida o divertida con tu pareja porque tiene un mal día y quieres que se anime, y otra distinta es que seas la persona divertida de la relación solo para contentar a tu pareja, cuando eso no va contigo. No te abandones por gustar a los demás.

Si te identificas con esta búsqueda de validación constante, estoy segura de que tratas de compensar en tus relaciones. «Compensar» quiere decir que haces lo que sea necesario para que los demás no vean tus supuestas carencias, esas que tratas de esconder constantemente porque alguna vez interpretaste que no eran adecuadas. Por ejemplo, en el caso anterior, tratarás por todos los medios de no ser aburrida para tu pareja y evitarás hablar de cierto tema que intuyes que le resultará pesado, cuando ese tema es importante para ti y tú has sido quien interpretaba que hablar de ello le resultaría pesado a tu pareja (tal vez le resulte importante simplemente porque para ti lo es). Al compensar, te vas a esforzar mucho para que el otro te diga lo valiosa y especial eres, porque tú solo te lo crees a través de la mirada del otro. No hay nada más que tengas que hacer, ya has nacido con todo lo necesario para merecerte que te valoren y te quieran, pero recuerda que no podrán querer a la mujer que eres si no te muestras auténtica.

Ahora que me lees, tal vez algo en tu interior se mueva al darte cuenta de que estás esforzándote demasiado en tus relaciones. Recuerda que es justo en este tipo de momentos en los que tienes que ser compasiva contigo misma, y darte cuenta de que te vinculas así en tus relaciones porque no sabes hacerlo de otra forma, y es así como aprendiste a hacerlo. Te invito a que te preguntes cuándo aprendiste que el amor significa esfuerzo.

Todo tiene que ver con tu historia, con tu infancia; tu autoestima también. Tu autoestima, que significa cuánto te quieres y cómo te ves a ti misma, se fue construyendo en los primeros años de tu vida, aunque hoy no lo recuerdes. En esa primera etapa, la autoestima se construye de fuera hacia dentro, lo que quiere decir que es a través de la mirada de nuestros padres o cuidadores que se elabora la percepción que tenemos de nosotras mismas. A través de esa mirada, tu niña fue interpretando quién era, qué estaba bien hacer, ser, pensar, expresar, sentir y, según la respuesta que recibía de sus padres, fue comprendiendo de qué forma era adecuado o no mostrarse. Tu niña aprendió quién tenía que ser para sentirse querida, y es así como fuiste creando tu «guion de vida» que, aunque quizá hasta ahora no eras consciente, sigues repitiendo en la edad adulta cada vez que haces lo que se espera de ti y dejas de ser auténtica en esa búsqueda excesiva de validación externa.

Me gustaría compartir un poco mi historia para que sea más fácil comprender qué es el guion de vida y cómo nos afecta hoy a la mujer adulta que somos. Espero que mi historia te inspire para mirar en profundidad tu propio guion de vida para que, con mucho mimo y cuidado, te atrevas a ir desprendiéndote de las capas que ya no necesitas y te des permiso para ser tú misma.

Si hay una frase que recuerdo de cuando era niña es: «Mírala ella, no necesita a nadie». Recuerdo que me la decían cada vez que yo hacía algo sola, que tal vez era algo que, para mi edad, desconcertaba o sorprendía. Me la decían cuando tenía iniciativa, cuando no pedía ayuda, cuando solucionaba algo que correspondía a los adultos, cuando montaba mi paradita y vendía cositas a las vecinas para sacarme un dinero, etc. Recuerdo que esa frase la vivía entonces como un premio. Yo sentía la satisfacción y el orgullo de mis padres cuando la decían o, al menos, así lo interpretaba yo. Así que, como a mí me encantaba sentir esta atención y amor por parte de mis padres, quería ser cada día esa niña que no necesitaba a nadie. Pero, a fin de cuentas, solo era una niña y, obviamente, necesitaba a otras personas para crecer, aunque sintiese que cuando me mostraba más decidida, resolutiva, independiente y segura gustaba más. A lo mejor porque mis padres nunca me dijeron: «Mi amor, puedes equivocarte, puedes pedir ayuda, no tienes por qué hacerlo tú sola». No quiero decir que esto fuera realmente así, los recuerdos que tenemos de nuestra infancia son sesgados, pero lo importante es cómo la niña interpretó y sintió lo que ocurría en aquel momento.

Yo lo sentía así y así se creó mi guion de vida, que es el siguiente: para que me quieran y valoren tengo que ser independiente, segura, tener iniciativa, poder sola con todo y hacerlo bien, y aunque a veces sienta que no puedo, que me sobrepasa algo o que necesito ayuda, no puedo decirlo por miedo a decepcionar. Este ha sido mi guion de vida durante muchísimos años. Lo que he querido esconder mostrándome segura e independiente es lo que podemos llamar «la sombra», la parte de nosotras que sentimos que no es adecuada, y que escondemos porque pensamos que, si los demás la descubren, no vamos a gustar.

¿Te sientes identificada con mi historia? Haz una pausa si así lo sientes, porque tomar conciencia de nuestro guion de vida y de nuestras sombras es muy importante para comprendernos, conocer desde dónde actuamos y nuestra parte más vulnerable. Descubrir tu guion de vida te va a ayudar a comprender cómo se ha construido tu mujer adulta y por qué hoy te colocas en el lugar que lo haces en tus relaciones. Sigues repitiendo tu guion una y otra vez, y por eso no es casualidad que tengas la sensación de que hay situaciones reiterativas en tu vida.

Me gustaría seguir contándote mi historia para que puedas ver cómo yo he sido cómplice, durante muchos años, de seguir recreando el personaje que yo misma había construido inconscientemente para que me quisieran, y con el que me he sentido tan identificada y cómoda, aunque sostenerlo todos los días era realmente agotador. Me sentía cómoda porque era lo conocido para mí; segura porque sabía que era lo se esperaba de mí, pero también me sentía muy exigente conmigo misma y muy lejos de mi yo más auténtico. Y, por supuesto, también sentía que nadie me conocía realmente, ni yo misma me daba esa oportunidad.

Ahora que sabes cómo me fui construyendo, no te va a sorprender que te diga que siempre me he mostrado como una persona segura, resolutiva, que puede con todo y que no necesita a nadie. Pero había algo que no encajaba y cuando empezaba una relación pasaba de colocarme por encima del otro, sintiendo que tenía que ordenar toda su vida y salvarlo, a necesitarlo emocionalmente y sentir que el otro valía mucho más que yo, y tenía que demostrar cada día lo maravillosa que era, lo cual me desgastaba mucho.

El esfuerzo por ser la novia y mujer perfecta para el otro hacía que me perdiese, me apagaba y dejaba de brillar. Y esa yo que había iniciado la relación siendo aparentemente una mujer segura y nada dependiente, poco a poco daba paso a una persona muy ansiosa, que traspasaba todos sus límites y no se escuchaba. Y, sin entender por qué, con todo lo que yo daba en la relación, siempre fue el otro el que acabó dejándome, y yo me sentía insuficiente por no haber sido capaz de mantener a mi lado a la persona que quería. Sentía que había algo de malo en mí, que no enamoraba o que cuando me conocían de verdad, yo no gustaba.

Tras la última ruptura, sentí que había algo que debía resolver y empecé a preguntarme por qué elegía siempre el mismo tipo de personas para vincularme de la misma forma y, por primera vez después de mucho tiempo, me pude ver y me di cuenta de que una parte de mí había aprendido a ser valorada y querida por ser perfecta y hacer las cosas sin ayuda y sola, y necesitaba la mirada del otro para sentirme valiosa. Necesitaba que me necesitaran y, sin darme cuenta, cedí todo mi poder a los demás.

Para solucionarlo, hice un trabajo profundo y me comprometí conmigo misma a cuidarme, a no volver a dejarme sola y a pedir ayuda si la necesitaba. Comprendí que yo puedo ser segura y, sin embargo, algunos días dudar; que puedo ser fuerte y a la vez pedir un abrazo; que puedo ser muy resolutiva y a la vez pedir una opinión. Hoy sé que eso no me hace débil y que nadie espera que sea perfecta, sino que tan solo era algo que yo me exigía porque me había creído que solo así me iban a querer.

Y de mi caso podrás extrapolar el tuyo. Puede que sea similar: nuestras historias son únicas, pero, al final, a todos nos mueve lo mismo. Por ejemplo, si de niña interpretaste que nada de lo que hacías era suficiente y siempre buscaban el fallo, seguramente hoy trabajarás muchísimas horas y revisarás de forma compulsiva cada paso que das para que nadie pueda ver un error. O, si interpretaste que cuando llorabas o te expresabas en casa se generaba un ambiente muy tenso, hoy te esforzarás en complacer y adaptarte a los demás para no generar conflicto y no «estropear» las cosas. Si interpretaste que lo que tú necesitabas no era tan importante como lo que necesitaba tu hermana, que estaba malita, hoy pondrás por delante las necesidades de los demás, porque has entendido que lo contrario es ser egoísta.

La mujer adulta que eres hoy y tu forma de comportarte tienen mucho que ver con lo que te ocurrió e interpretaste de ti misma cuando eras niña.

Hoy necesitas recuperar a tu mujer adulta para que le cuente otra verdad a esa niña, para que le diga que ella no es eso que creyó de sí misma y que no hay nada que tenga que hacer o parecer para que la quieran; que ella es valiosa así, tal y como es.

Mientras tu mujer adulta no se haga cargo de tu niña, será ella quien esté al mando en tu vida y tome decisiones desde el miedo, la inseguridad y la necesidad de ser amada. Por este motivo, hoy necesitas cuestionarte todo lo que te dices sobre ti misma, revisar todas las etiquetas que te han ido colocando y que te has creído, pero que te alejan de tu esencia. Estas etiquetas te esclavizan.

Sé que ahora mismo no sabes cómo hacerlo, y quiero que estés tranquila porque yo te voy a guiar y a caminar a tu lado. Estamos hablando de tu parte más vulnerable e íntima, y me gustaría que te fueras dejando sentir poco a poco y con mucho amor. Sé que te va a ayudar mucho a comprender la mujer que eres hoy el hecho de conectar con esa niña que fuiste, y que así podrás trazar un puente y observar que la mujer adulta de hoy se ha construido a partir de esa niña y de las conclusiones a las que ella llegó de quién tenía que ser para ser reconocida, vista y amada.

Sé que necesitas darle un sentido a todo lo que estás leyendo, así que te animo a responder las siguientes preguntas para ir elaborando tu propia historia: ¿quién tuviste que ser para que te quisieran? ¿Quién sientes que tienes que ser actualmente para que te quieran?

Para responderlas, vas a tener que buscar el momento de apagar el ruido de tu mente y estar a solas contigo misma en silencio. Son preguntas para responder desde el estómago, no desde la mente. No trates de ser correcta en tus respuestas ni entres en explicaciones demasiado lógicas ni caigas en el autoengaño. Esto va de ti. Siente con qué conecta tu cuerpo. Cuál es la memoria que tiene tu cuerpo. Aparta la mente: has venido a sentirte.

Tus respuestas te darán una pista sobre tu guion de vida y sobre cuáles han sido las necesidades emocionales que quizá, no sentiste cubiertas y hoy sigues buscando cubrir de forma excesiva en tus relaciones. Podrás observar en qué medida te ha marcado el sentir que te comparaban, que lo que hacías nunca era suficiente o que no estabas a la altura de las expectativas de los demás. En definitiva, cuando sentiste que eras inadecuada tal cual eras y que tenías que ser otra versión de ti.

Para que te resulte más sencillo responder a las dos preguntas anteriores, te propongo un ejercicio previo con preguntas sobre tu niñez que puede ayudarte. Tómate tu tiempo en contestar y, si quieres, escribe las respuestas para poder releerlas.

EJERCICIO

Responde a las siguientes preguntas: ¿con qué etiqueta te solían identificar en casa? ¿Cómo te definían? A continuación, te propongo algunas etiquetas para inspirarte, pero recuerda que siempre tienes que recurrir a tu historia: cariñosa, divertida, egoísta, «solucionadora», quejica, pobrecita, perfecta, enfadada, sensible, buena, decidida.

Habiendo elegido una etiqueta, ¿en qué momentos hoy sigues funcionando encasillada en ella, a pesar de que te desgasta y te aleja de ti misma? ¿Qué sientes que pasaría si dejaras de hacerlo? ¿Cuál es tu mayor miedo si lo hicieras? Te voy a ayudar para que profundices completando las siguientes frases: «Siento que los demás me quieren cuando...», «Siento que lo que se espera de mí es..., y esto hace que no me permita...».

Cuando completes las frases anteriores, descubrirás la forma en la que aprendiste a sentirte amada y el motivo por el que te colocas donde lo haces en las relaciones. Es lo que conoces, donde te sientes cómoda y en control. Sientes que esa etiqueta te define, es lo que se espera de ti y te valoran por ello, pero ve más allá y cuestiónate: ¿cómo te vas a atrever a hacer algo diferente si te cuentas que solo así te van a querer? ¿Cómo vas a hacer lo que realmente quieres si sientes que vas a decepcionar a los demás?

En este momento, me gustaría hablarte de Cristina para que completes el ejercicio de un modo más práctico. Ella es una de las mujeres que he acompañado en mi programa grupal, donde ha descubierto su guion de vida y se ha dado cuenta de que puede elegir hacer algo diferente, deshacerse de sus etiquetas y ser auténtica. Esto le resultó liberador. Su historia conmueve mucho porque te prometo que le cambió la vida.

Cristina se sintió muy removida y muy desestabilizada porque de repente descubrió que ella no era quien creía ser, que simplemente le habían dicho que ella era «la cuidadora, la que siempre estaba para los demás», y había aprendido a desarrollar su personaje a la perfección, aunque sostenerlo le resultaba agotador y se abandonaba. Ella no existía: ni siquiera se permitía (aunque entonces no lo sabía) crear su propia familia por miedo a traicionar a sus padres. Recuerdo que la acompañé con mucho amor para que pudiera reconocer en ella todo aquello que sí le gustaba, la definía, hablaba de sus valores y quería seguir manteniendo. Porque el objetivo no es destruirlo todo, sino observar qué eliges hoy para ti y qué desechas. Todas tenemos nuestro personaje y debemos honrarlo y darle las gracias, ya que nos ha ayudado a sobrevivir y por él estamos vivas, aquí y ahora. Hemos seguido alimentándolo porque así nos hemos sentido a salvo, reconocidas, aprobadas y amadas. Nos ha permitido encontrar nuestro lugar y encajar en el sistema, pero muchas veces sostenerlo nos genera un gran sufrimiento porque si estás en el personaje, no estás en ti.

Cuanto más conectada estás con tu personaje,
más desconectada estás de lo que tú eres.

Te invito a que los próximos días simplemente te observes y empieces a detectar cuándo estás en el personaje y en qué medida eres cómplice de seguir reproduciendo ese rol. Y date cuenta de cómo te sientes cuando te descubres desarrollándolo. ¿Sientes que te traicionas? Si es así, pregúntate: ¿cómo me mostraría y qué haría diferente en esta misma situación si ya hubiera soltado ese rol y me mostrara auténtica?

Quiero que conozcas a tu yo más auténtico, libre de etiquetas que hoy no te definen, y que aprendas de él. Me gustaría que pudieras darte cuenta de cuándo estás siendo auténtica y cuándo no lo eres; de en qué contextos y con quién sientes que no te das permiso para ser tú misma. Te darás cuenta porque, cuando estás sobreactuando, aparece el vacío. Cuando tu objetivo es ser adecuada y que los demás estén cómodos (en vez de estar cómoda tú), te sentirás muy cansada. Cuando te exiges constantemente mostrarte de una determinada forma, analizando lo que dices o te callas, o si debes reírte o no, no eres auténtica, hay una parte de ti que se está esforzando por no mostrarse tal como es. Ser auténtica no quiere decir que tengas que expresar todo lo que se te pasa por la cabeza sin filtro, contar a los demás todo lo que te ocurre por dentro y hacer únicamente lo que te apetece, sino que significa hacerte cargo de ti misma y ser coherente contigo y con lo que sientes en ese momento.

Quiero que te des cuenta de ese papel, que seguramente en la actualidad no lo necesitas tanto como te crees, y que con mucho amor te deshagas de él. Ya sé que dejar de hacer eso que se espera de ti y hacer lo que tú deseas da mucho miedo porque, como te contaba al principio de este apartado, cuando buscas tu valor en el exterior, cuando son los demás los que definen cuán valiosa y especial eres, se activan todos tus miedos más profundos de sentirte abandonada, invisible, desconectada, y es natural porque llevas años buscando el amor haciendo y no siendo.

Por eso quiero que seas muy responsable contigo misma, que evites correr y hacer cambios ahora de forma precipitada: estás en tu proceso, primero tienes que conocerte y saber tu valor para ser capaz de soltar esta etiqueta. Créeme, es la única manera de conectar con lo que realmente eres.

El gran compromiso contigo misma pasa porque tú te permitas conectar con tu esencia y ser tú misma, a pesar de que los demás puedan no aprobarlo.

Quiero ser muy honesta contigo y quiero confirmarte algo que quizá en este momento te inquieta. Tal vez sientes que si sueltas ese personaje, algunas personas que ahora están a tu lado dejarán de estarlo. Que si eres tú, tal vez no te quieran. Es cierto que esto puede pasar, que en el momento en el que tú estás dispuesta a ser tú misma alguien pueda decir: «Pues así no me gusta». La vida, de forma sabia, aplicará un filtro natural y se quedarán a tu lado las personas que realmente te quieren, las que te eligen por quién eres y no por lo que haces. Probablemente, mientras todo se recoloca, será cierto que algunas personas dejarán de acompañarte, y puede que te sientas sola en el proceso. Pero esta soledad no durará para siempre y, además, es la consecuencia de poner límites y de filtrar las personas que merecen estar en tu mundo, las que te hacen sentir valorada, querida y cuidada.

En el momento en el que empiezas tu propio proceso de empoderamiento y a validar lo que sientes, vas a favor de lo que tú quieres, te alineas con tus valores, tu verdad, empiezas a poner límites, a expresar lo que necesitas, a ser coherente contigo misma, a saber qué te gusta y qué no. Tú estás cambiando e, inevitablemente, todo lo que te rodea también puede cambiar. Puede que sientas que las personas que antes tenías cerca y formaban parte de tu día a día dejan de estarlo, y que te sientas más sola, aunque más cerca de tu paz mental y tu calma. También observarás que, cuando te muestras auténtica, ya no conectas con determinadas personas, sientes que ese ya no es tu sitio y necesitas irte. Puede que en algún momento de este ejercicio de renuncia te sientas algo incómoda, porque sí, tu vida cambia. Pero te estás construyendo desde dentro y nunca estás sola, siempre estás contigo y tú eliges quién te acompaña.

En este sentido, es importante recordar tres cosas que te pueden ayudar en esta fase de transición, en la que puede que sientas la necesidad de ser libre siendo tú misma y a la vez la de pertenecer y estar conectada con los demás. Para comprender esta sensación contradictoria, revisa estos tres puntos:

1. Nunca estás sola, siempre estás contigo y estás eligiendo para ti crear relaciones sanas con personas con las que sientes que puedes ser tú; personas bonitas que quieres y te quieren. Ese es tu compromiso. Cuando entendemos esto, dejamos de mendigar amor.
2. Has estado tanto tiempo esforzándote, adaptándote y haciendo lo que se espera de ti por ese miedo a no gustar, que puede ocurrir que pases al extremo opuesto y a no adaptarte a nada ni ceder lo más mínimo, entendiendo que de hacerlo estás dejando de ser auténtica, te estás fallando y no te estás respetando. Si esto ocurre, no te preocupes, estás practicando y poco a poco encontrarás tu equilibrio entre cuidarte y cuidar.
3. Necesitas pertenecer. Todo el mundo lo necesita y es realmente bonito que le puedas decir a las personas de tu entorno que las quieres, que te apetece compartir con ellas. Mostrarte desde esta vulnerabilidad hará que te sientas mucho más conectada a los demás y que puedas construir relaciones más íntimas y honestas.

Y esto puede ocurrirte mientras lees este libro, a medida que vayas conectando con tu poder personal y te vayas sintiendo más empoderada y más comprometida contigo misma. Puede que a medida que vayas tomando conciencia de quién has sido todos estos años, y vayas redefiniendo tu guion de vida, nazca de lo más profundo tu necesidad de decir: «Se acabó, esta soy yo y, a partir de ahora, yo voy a ir a favor de mis intereses, y a quien no le guste, fuera». No te sientas culpable por priorizarte, pues tú eres lo más importante de tu vida.

Eso sí, yo quiero que vayas a tu favor siempre, pero debes tener cuidado con este tipo de empoderamiento que nace de la idea de «ya no necesito a nadie», pues, como mujeres, como seres humanos, sí necesitamos a los demás.

Encuentra el equilibrio entre cuidar de ti y cuidar a los demás; eso te sanará.

Quiero que te cuides, pero también quiero que naturalicemos el hecho de que cuidar a los demás es bello, y ese es el equilibrio que quiero que tú encuentres. Vivimos en una sociedad marcadamente individualista, tanto que parece que simplemente por cuidar a otros ya nos estamos colocando en el rol de salvadoras o sumisas. Y no es así.

La oda al empoderamiento, a ser tú misma, hace que estemos un poco confusas en ciertos aspectos. En este sentido, hay algo que me gustaría recordar: necesitas pertenecer, cuidar y que te cuiden, y sentirlo así nada tiene que ver con estar poco evolucionada, ser dependiente o tener poca autoestima. Simplemente, eliges hacerlo aunque no estés ni te sientas obligada a ello. Eres mujer, eres humana y tú, igual que yo, necesitamos sentirnos conectadas, y es por eso que necesitamos cuidar y dar espacio para que nos cuiden. Y lo importante es que sea recíproco, que haya interés mutuo, correspondencia, y que tú te sientas en calma en tus relaciones, que no sientes que estás forzando o estás invirtiendo demasiada energía.

El objetivo no es perpetuar la idea de que «solas podemos». Por supuesto que podemos solas, pero no quiero que lo sientas como una obligación o una necesidad para demostrarte o demostrar lo empoderada que estás. Si necesitas ayuda, pídela, valida siempre tú primero lo que quieres para ti. No hagas que el empoderamiento se convierta en autoexigencia.

CÓMO SENTIRSE SEGURA

Por mi experiencia, detecto que la mayoría de las mujeres necesitamos sentirnos seguras antes de ser capaces de ir a por aquello que deseamos, como tomar decisiones que nos beneficien, soltar esa relación que tanto nos desgasta, poner límites con una amiga demasiado demandante o emprender nuestro propio proyecto. Y hasta que no sentimos esta seguridad interna, seguimos buscándola fuera como si los demás supieran mejor que nosotras lo que necesitamos o lo que es bueno para nosotras, como si su decisión fuera más válida que la nuestra.

Pero nadie mejor que tú sabe lo que necesitas y sientes. Y nadie puede darte la seguridad que tú no sientes. Así que, en lugar de vivir esperando que los otros te muestren a esa tú segura que hoy no eres capaz de sentir, quiero que la vayas construyendo desde dentro.

Levántate cada día creyendo en ti, y no confundas lo que sienten o cómo te ven los demás con lo que tú sientes por ti misma.

Cuanto más cerca estés de abrazar tu vulnerabilidad y los aspectos de ti que hoy rechazas, más en coherencia te sentirás contigo misma porque dejarás de intentar «parecer» lo que no eres y a mostrarte tal cual eres. Y solo aceptándote tal cual eres podrás mostrarte a los demás con seguridad. No tienes que esperar a sentirte de una determinada forma para empezar a actuar como lo haría esa tú segura; empieza hoy a hacer todo lo que ella haría, como si ya fueras esa mujer. Empieza desde hoy a darte tu lugar, a darte cuenta de qué energía irradias, de cómo te estás mostrando, de qué vida estás construyendo para ti, pues todo lo que construyes fuera está muy conectado con tu mundo interno.

Quiero ser muy realista contigo: esa tú segura al cien por cien y siempre, no es posible. A veces te sentirás insegura, sentirás miedo, dudarás de ti misma, sentirás que no puedes, te equivocarás. Pero esa tú, con toda su vulnerabilidad, es fuerte, se acompaña, sigue adelante y va a por lo que quiere y necesita. Todas esas mujeres habitan en ti; no rechaces ni pretendas esconder las partes de ti pues te hacen preciosa, única y auténtica. Esa tú segura es humana, no perfecta; y eso es algo que quiero que recuerdes para que siempre seas muy compasiva contigo misma en este proceso de construirte desde dentro, y para que no caigas en la autoexigencia y en el control de cómo deberías estar sintiéndote en cada momento. Estará bien sea como sea que te sientas.

Si ahora te notas algo intranquila porque estás descubriendo partes de ti que antes no habías mirado y no sabes muy bien qué tienes que hacer, no te preocupes, yo te voy a acompañar; recuerda que no estás sola. Todo lo que vas a ver de ti misma es justo lo que estás preparada para sostener en este momento, así que puede que te sientas removida, y es natural, pero sé que puedes acogerlo y aceptarlo. No tengas miedo, la emoción que sientas también pasará; simplemente escucha qué te dice, qué está resonando en ti.

Sé que te sientes muy comprometida con este viaje, así que quiero compartir contigo tres recursos para que empieces hoy mismo a acompañarte y a sentirte más segura. Recuerda que todo lo que te comparto requiere de tu compromiso y de práctica; no hay otro camino ni otra forma para estar en contacto contigo misma. Utiliza todo lo que te muestro para encontrarte en tu esencia y volver la mirada hacia dentro. Este viaje requiere mucha introspección, silencio, honestidad y responsabilidad. Y desde este lugar créeme que nunca más te dejarás sola.

1. Valida lo que sientes.

Las emociones te dan información muy valiosa sobre ti misma. ¿Cuántas veces has necesitado preguntar a una amiga o a una pareja?: «¿Tú qué harías?», «¿Te parece bien la decisión que voy a tomar?», «Si fueras yo, ¿qué elegirías?». Pero tú eres la que mejor sabe qué necesitas, qué sientes, qué es bueno para ti, si la situación te encaja o no y si hay algún valor tuyo que no se está respetando. Pretendemos que los demás nos den respuesta porque hemos dejado de escuchar nuestra brújula interior, nuestra intuición.

Quiero que empieces a cuidar la relación íntima que tienes contigo misma. Tus emociones son tu brújula; vamos a ver cómo puedes escucharte y ser coherente con lo que sientes, a colocarte en tu centro y a recoger el poder que es solo tuyo. Con lo cual, aquí ya empiezas a sentirte más valiosa y segura.

Si esa seguridad no nace en ti y esperas que venga de fuera con la validación y el reconocimiento de los demás, lo que ocurrirá muchas veces es que cuando venga, no te lo vas a creer. No sé si te ha pasado alguna vez lo siguiente: estás en una relación con una persona que es transparente, que está, que es clara, que se entrega, pero, aun así, en el fondo de ti hay un pensamiento muy escondido que te dice: «Va a pasar algo malo, en cualquier momento esto se desmonta, esto tan bueno a mí no me puede pasar». Date cuenta que cuando yo no me valoro, no me siento segura, cuando yo no creo que a mí me vayan a pasar cosas bonitas, cuando yo no siento merecerlo, de alguna forma cuando me llega lo boicoteo.

Por eso es tan importante que te construyas desde dentro, ya no solo para ser auténtica y no tratar siempre de amoldarte y complacer para buscar esa validación, sino para disfrutar de relaciones que sí son sanas y sentir que las mereces.

No temas a tus emociones, literalmente ellas te dan la vida. Quiero que aprendas a sentirlas: no pienses en lo que estás sintiendo, siéntelo. Es complicado, pero aquí está parte del trabajo, empezar a tratar de racionalizar menos y sentir más. Sé que a veces puedes sentir que las emociones te sobrepasan y que en ese momento es realmente complicado dar una respuesta adecuada. A veces, ni siquiera sabemos exactamente qué sentimos, así que lo principal es que aprendas a autorregularte y a calmarte a ti misma con mucho cariño. Y una vez calmada (no me refiero a hacer cosas para evitar sentir lo que estás sintiendo, me refiero a respirar y darte espacio para sentirte, escuchar tu cuerpo, expresar la emoción), poder analizar la situación y tomar la decisión más sana posible para ti.

Intentar reprimir las emociones puede perjudicarte. El bloqueo de las emociones es lo que va creando nudos en tu cuerpo y hará que cada vez te sientas más insegura, más vacía, más desconectada de ti misma, y así será realmente complicado que te cuides.

Hoy puedes empezar a cuidarte simplemente expresando lo que sientes, de esta forma será más fácil para ti comprender mejor qué te sucede y necesitas. Y, poco a poco, aumentará tu autoconfianza y te irás responsabilizando de ti misma.

Sentir es natural, lo que a lo mejor no ha sido tan natural es hablar de las emociones en tu familia, expresarlas, permitírtelas. No obstante, lo que no es natural es juzgarnos por sentir. No te ayudas cuando te crees menos por tener miedo o dudas. No te ayudas cuando te criticas por sentir ansiedad. No te ayudas cuando ignoras las señales que te envía tu cuerpo. Lo que estás sintiendo hoy quizá no puedas cambiarlo, pero sí que puedes transformar todo lo que te cuentas sobre ti misma por sentir lo que sientes. Sí que tienes el poder de acompañarte de una forma amorosa y darte permiso para sentir, sin juzgar. Empieza a hacerlo con el siguiente ejercicio.

EJERCICIO

Me gustaría que desde hoy mismo te centres en aceptar sentirte como sea que te sientas y darte lo que sea que necesites (confía en tus emociones, ellas te lo dirán), incluso si es dejar que te cuiden unos días; permítete también recibir. En todas las circunstancias, lo que sientes es adecuado y legítimo. Así que, para conectar de un modo más profundo con tus emociones, pregúntate: ¿qué te pasa? ¿Cómo te sientes hoy? ¿Desde cuándo te encuentras así? ¿Qué te quiere decir esta emoción? ¿Cuál ha sido el disparador de este malestar? ¿Qué estás pensando para sentirte como te sientes? ¿Qué necesitas cuidar de ti en este momento?

Puedes anotar las respuestas y revisarlas de vez en cuando para identificar situaciones que se repiten y te generan malestar, darte cuenta de con qué personas o relaciones te sientes expansiva y cuáles te quitan energía o te generan ansiedad. Observar todo esto te permitirá conocerte y tomar decisiones que te ayuden a cuidar de ti.

No te juzgues ni te pongas en duda por sentir lo que sientas. Confía en tu intuición y en tus emociones, porque ellas te contarán algo que todavía no has atendido y que necesitas sanar. Permítete estar triste, tener un mal día, sentir inseguridad, etc. Respeta los sentimientos que afloren en ti, y abrázate y cuida de ti como cuidarías de una amiga en tu situación, trátate con amor.

Con las respuestas a estas preguntas, te vas a ir conociendo, así que empieza a confiar en ti, deja de preguntar a los demás y toma sola tus decisiones. Cuando necesitas preguntar y explicarlo todo es una señal de que no estás confiando en tu propio criterio, así que reserva una parte solo para ti, ya que no hay nadie mejor que tú para darte el significado de lo que te ocurre. A veces caemos en el error de preguntar a los demás antes de preguntarnos a nosotras mismas, y este es un claro síntoma de inseguridad.

Cuando cuidas de ti, te sientes más segura y sabes que siempre te tienes a ti misma.

2. Qué quiero yo para mí en este momento.

Durante muchos años, recuerdo que no sabía qué quería ni hacia dónde iba, pero sí tenía claro qué era lo que no quería, y tener esa claridad me hacía sentir empoderada, que tenía el control y, de alguna forma, ese era el compromiso conmigo misma, no volver a traspasar según qué límites, no crear de nuevo situaciones que habían sido dolorosas para mí y repetir patrones donde me había dejado sola.

Saber lo que no quieres es necesario y ya es, en sí mismo, un ejercicio profundo de autoconocimiento. Necesitas conocerte para saber qué no quieres en tu vida, de qué situaciones tienes que protegerte. Pero no te quedes solo con eso: también necesitas saber qué quieres en este momento de tu vida, hacia dónde caminas y al lado de quién quieres hacerlo. Y cuando digo «al lado de quién», no me refiero a que hoy ya puedas poner nombres y apellidos a esas personas, sino a que decidas desde este mismo instante cómo te quieres sentir al lado de esas personas que van a estar en tu vida, con las que estás dispuesta a abrir tu corazón y tu yo más auténtico.

Esa será tu guía: decide hoy cómo te quieres sentir en tus relaciones de pareja, con tus amistades, en tu trabajo, en tu proyecto personal, en tus momentos para ti, en tu hogar, etc., y date cuenta de en qué momentos te alejas y en qué momentos te acercas a esa tú que hoy eliges ser.

Si hoy eliges sentirte en calma en tus relaciones y sientes que la emoción que más presencia tiene es la tristeza, ahí no es. Si hoy eliges sentirte ilusionada en tu emprendimiento y sientes que la emoción que más presencia tiene es la ansiedad, ahí no es. Si hoy eliges sentirte escuchada por tus amistades y sientes que la emoción que más presencia tiene es la exigencia, ahí no es. Eso no quiere decir que tengas que dejar esas relaciones o renunciar a tu emprendimiento; quiere decir que debes revisar qué necesitas, qué valores importantes para ti no se están teniendo en cuenta y qué sería para ti cuidarte en esa situación e ir a tu favor.

Date cuenta de que, de nuevo, te llevo a sentirte, a observarte y a descubrirte. Profundiza un poco más con el siguiente ejercicio.

EJERCICIO

Hazte las siguientes preguntas: ¿qué es bueno para ti hoy? ¿Qué es aquello que deseas y no te permites ir a buscar? ¿Qué es aquello que hoy sigues manteniendo en tu vida, a pesar de que te resta?

Como en ejercicios anteriores, respóndete a estas preguntas por escrito. Si quieres, resérvales una página especial en tu diario y, semanalmente, ve revisando tus respuestas para saber si las decisiones que vas tomando en tu día a día están alineadas con tus necesidades y deseos.

Quiero pedirte que seas especialmente cuidadosa y responsable con tu propio proceso y contigo misma, ya que no se trata de empezar a generar cambios de forma deliberada, sino que primero tienes que ir construyendo poco a poco la autoestima y la seguridad, que te permitirá saber que te tienes a ti misma.

Por este motivo, empieza primero a expresar lo que sientes, a poner límites, a dar tu opinión, a posicionarte, a colocarte en el lugar que mereces y, sobre todo, sé muy coherente con lo que tú quieres.

Con paciencia, paso a paso, comienza a atreverte en los círculos de más confianza (con tu familia, con tus amigos o con tu pareja) a mostrarte de una forma más auténtica. No tengas prisa porque este es un proceso para observarte, conocerte y de pasar a la acción con pequeños pasos, que te permitirán ir midiendo cómo vas avanzando y ganar seguridad y confianza en ti misma. Todos estos pasos serán muy posibles para ti; te retan y te activan, pero también son realistas. Si observas que aparecen la autoexigencia y las prisas, cancela tu práctica: no es desde este lugar desde el que debes cambiar; nuestro motor no queremos que sea la autoexigencia, aquí caminamos desde el amor hacia una misma.

3. Momentos contigo.

Para no abandonarnos, necesitamos tiempo a solas, introspección y silencio, así aprenderás a acompañarte y a sentir que nunca estás sola. Además de encontrar espacios para ti, para escucharte y sentirte, también necesitas comprometerte contigo misma, ya que sentirse libre y auténtica implica decidir constantemente, responsabilizarse, darse un lugar, aquietar la mente, sentirse, parar y concederse la importancia que una merece. Para trabajar estos aspectos, te invito a hacer el siguiente ejercicio.

EJERCICIO

Me gustaría que conectaras un poco más con tu energía femenina: con tu apertura, ternura, sensibilidad e intuición. Para darte este permiso de sentirte, tendrás que colocarte en tu parte más femenina. Sitúate en un lugar tranquilo, seguro y silencioso, y empieza a realizar este ejercicio.

Cierra los ojos y realiza dos respiraciones profundas. Puedes expulsar el aire por la boca muy lentamente, soltando cualquier inquietud o preocupación. Al coger aire, te llenas de vida, y cuando lo sueltas, te dices: «Esto ya no lo necesito». Suelta todo lo que en este momento te pesa, te incomoda o te genera tensión.

Quiero que, con una mano en el pecho y la otra en el vientre, estando conectada con tu poder femenino, analices cómo sientes el cuerpo en este momento, qué emociones te envuelven, qué se ha movido en ti con todo lo que has leído y qué sensaciones tienen más presencia. Siéntete y permítete que salga y se exprese lo que necesites.

Cuando estés conectada con todas estas sensaciones y emociones, repite algo que creo que necesitas recordarte antes de continuar:

«Soy valiosa.»

Con esto quiero recordarte que no tienes que convencer a nadie de tu valía. Está bien si te sientes insegura, si te importa lo que opinen sobre ti, si te sientes sola, si tienes miedos. Es natural y eso no te hace menos valiosa. Puedes amarte mucho y sentir todo esto al mismo tiempo.

Te animo a que con esta energía puedas escribir en tu diario lo que en este momento necesitas decirte para recordártelo cuando te sientas algo bajita. Yo, para ayudarte, te repito mi frase, tú siéntete libre de crear la tuya: no estás sola, siempre estás contigo.

REVISANDO EXPECTATIVAS

Mi única expectativa con este libro es inspirarte a que seas tú misma. Siento que muchas de nosotras, con el deseo de encontrar pareja, entramos en el mundo del desarrollo personal creyendo que si aprendemos a querernos, a dejar de ser dependientes y si logramos ser mujeres empoderadas, entonces sí llegará nuestra persona. Siento decirte que puede que ocurra y puede que no. Por eso me encantaría que tu mirada no fuera la de «quererme para que por fin aparezca alguien», sino la de «quererme y cuidarme para sentirme bien conmigo misma». Y basta. Tan sencillo y tan complejo como eso.

Lo cierto es que puedes tener una pareja sana aunque no tengas un gran amor propio, pero tendrás que sentir de una forma muy profunda, «yo no me quiero incondicionalmente, pero sé que merezco a alguien que me trate bien». Y puedes tener una autoestima muy bien construida y estar sin pareja. Pero lo que es importante es desechar la idea de que no tener pareja te hace una mujer incompleta, porque tú sola ya eres completa. El compromiso es que aprendas a sentirte bien contigo misma, con o sin pareja.

No pretendo que renuncies al deseo de construir una pareja; de hecho, si lo sientes así, quiero que valides tu sentimiento, como te contaré más adelante en el siguiente capítulo. Pero sí me gustaría que revises qué es lo que te está empujando a quererla, desde qué lugar deseas tenerla y de qué forma a veces te exiges cambiar para, entonces sí, cuando te quieras a ti misma, construir esa relación ideal, poniendo de nuevo en el centro de tu vida a la pareja. Sé tú la protagonista del proceso, cuídate para ti misma, sin esperar nada más.

Así que rebaja las expectativas que te pones a ti misma, porque no, no tienes que estar perfectamente trabajada para que aparezca tu persona, ni tienes que sanar todas tus heridas para que alguien te quiera, ni tienes que resolver todas tus relaciones anteriores para poder construir una relación nutritiva. Pero sí será maravilloso que lo hagas por amor a ti. Suelta la exigencia, deja de decirte que el problema es tuyo, porque todavía no has sanado, y prueba a quererte y cuidarte sin ningún fin más que el de sentirte bien contigo misma.

IDEAS CLAVE

- No hay nada de malo en ti, nunca lo hubo y nunca lo habrá.
- Te abandonas cuando permites que los demás definan tu valor.
- Eres querible siendo quien eres.
- Observa cuán merecedora de amor te sientes.
- Abraza a todas las mujeres que hay en ti.
- Necesitas momentos a solas.
- Sé coherente con tu yo más auténtico.
- Revisa cómo te percibes a ti misma y cómo te tratas, porque tiene que ver con la vida que hoy estás eligiendo para ti.
- Siendo niña creaste tu propio guion de vida, aprendiste quién tenías que ser para sentirte amada.
- Hemos asociado amor con esfuerzo.
- Eres tú quien tiene que validar la mujer que eres hoy.
- La forma en la que hoy te comportas tiene que ver, en gran medida, con lo que te ocurrió e interpretaste de ti misma y del mundo siendo una niña.
- Solo tú sabes lo que sientes y necesitas.
- Eres humana, no perfecta.
- Valida lo que sientes, tus emociones son tu brújula.
- No estás sola, siempre estás contigo misma.
- Revisa tus propias expectativas.
- Haz este proceso con el único fin de sentirte bien contigo misma.

2. LA RELACIÓN DE PAREJA Y LA INTIMIDAD: AMOR

En este capítulo, nos centraremos en un tema fundamental: la relación de pareja y la intimidad; en definitiva, en las siguientes páginas hablaremos de amor. En estas páginas, cuando hablamos de una relación de pareja nos referimos a la relación (abierta, cerrada, etc.) entre dos seres humanos, independientemente de su sexo. Cuando hablamos de intimidad, sin embargo, no siempre hablamos de pareja, ya que, en ocasiones nos referimos a la relación de intimidad que se genera entre dos personas, y en otras, a la relación de intimidad personal que mantenemos con nosotras mismas. Y cultivar nuestra intimidad propia será esencial para alcanzar la intimidad con otras personas y crear vínculos sanos.

A continuación, veremos cómo nos construimos en las relaciones y qué expectativas proyectamos en ellas. También analizaremos nuestra forma de vincularnos a otras personas y la ansiedad e inseguridades que se activan cuando estamos solas y cuando estamos en una relación. Todo ello nos servirá de antesala para hablar, en la tercera parte, de la dependencia emocional, las relaciones tóxicas y las relaciones seguras, pues necesitamos tener muy claro qué es sano y que no lo es para nosotras.

NOS CONSTRUIMOS EN LAS RELACIONES: EL ESTILO AFECTIVO

Las relaciones nos hacen crecer y construirnos a nosotras mismas, y esto sucede desde nuestra niñez. La relación y el vínculo que tuviste con tus cuidadores (normalmente, los padres) han forjado tu modelo interno para amar y ser amada, para confiar en ti misma y en los demás, y para ser autónoma o dependiente en tus relaciones. Digamos que, en la relación con tus padres aprendiste cuál sería tu modelo afectivo, quién tenías que ser para que te dieran amor, qué podías esperar de los demás y en qué medida te sentías aceptada e incluida siendo tú misma, por lo tanto, no puede obviarse.

Todo lo que aprendiste en ese momento de tu vida es parte de lo que ahora sigues haciendo para buscar el afecto, la seguridad y la protección. Buscamos constantemente relaciones que nos hagan sentir vivas, queridas, seguras y reconocidas, y esto es natural, ya que necesitamos a los demás para regularnos a nivel emocional. Pero también es importante que aprendamos a reconocer nuestros patrones y veamos de qué forma buscamos cubrir nuestras necesidades, si lo hacemos de una forma funcional (buena para nosotras, recibimos y compartimos amor, acompañándonos siempre a nosotras mismas) o disfuncional (buscamos reconocimiento a cualquier precio, mendigando amor y abandonándonos).

Por lo general, amamos fundamentalmente condicionadas por nuestro estilo de apego, y la parte positiva es que cuando lo hacemos consciente, podemos empezar a cambiarlo. Más adelante, hablaré con más profundidad de los estilos de apego, porque es fundamental para que puedas entenderte. Pero antes, voy a explicar de una forma muy sencilla y resumida qué es el estilo afectivo, relacionado directamente con nuestro estilo de apego y, con lo cual, con nuestro estilo de crianza y sensibilidad de nuestros cuidadores.

El estilo afectivo es la manera de amar, y no hay que confundirlo con la personalidad. Tu estilo afectivo es una tendencia, una forma de proyección hacia los demás, la manera en la que aprendiste a amar y a sentirte amada. Pero no es tu identidad: puedes reparar tu estilo afectivo, aunque no se puede cambiar de raíz. De hecho, puede que con unas personas se despierte un estilo afectivo y, con otras, otro. Por eso es tan importante elegir a personas que nos hagan sentir seguras.

A continuación, veremos el ejemplo de Ana para comprender cómo se construye el estilo afectivo y cómo se pone de manifiesto en nuestras relaciones.

> Ana recuerda que tuvo una infancia normal, que se sintió querida junto con sus dos hermanos y que no le faltó de nada. Pero también destaca que su padre viajaba mucho por trabajo y pasaba largas temporadas fuera de casa, y que su madre, que era la que estaba siempre con ellos, había días que estaba de muy mal humor e irritada. Esos días era mejor no molestar. Ana se acostumbró a no contarle a su madre qué le ocurría o qué le preocupaba, porque había días que sí se sentía reconocida, pero otros en los que recibía una respuesta seca que la hacía sentirse todavía peor.
>
> Ana aprendió que sus figuras de apego no siempre estaban disponibles, y eso hizo que estuviera en alerta, observando las señales de sus padres para saber si estaban o no para ella.
>
> En la actualidad, sigue estando alerta en sus relaciones, sobre todo en las de pareja, porque el modelo afectivo que aprendió la conecta constantemente con la sensación de no disponibilidad, con la idea de "no van a estar para mí". Como no aprendió a sentirse segura en sus relaciones, su manera de buscar calma y seguridad es tratando de pasar mucho tiempo con su pareja y buscando constantemente su atención. También está muy atenta a lo que cree que su pareja necesita de ella, con la intención de evitar que la deje.
>
> Ana necesita aprender a sentirse segura en sus relaciones, a regular sus emociones por ella misma y a identificar las señales reales de las que no lo son, para dejar de estar siempre en alerta y poder vivir sus relaciones desde la calma. Si se vincula con una persona que es inconsistente (que a veces está presente y otras no), su ansiedad se dispara porque la conecta con su herida, la de no sentirse vista. Así que ella, igual que tú y yo, necesita elegir a personas seguras y disponibles, porque vincularnos con una persona inestable nos va a arrebatar nuestra paz.

Podrás comprender cuál es tu estilo afectivo si observas tu propia experiencia. Te voy a dar pautas para que puedas poner luz y empieces a comprenderte. Pero recuerda que, si las relaciones y tu manera de vincularte te duelen, lo ideal para ti es que puedas darle un nuevo significado a tu historia con la ayuda de un profesional; no siempre vas a poder hacerlo sola.

Seguramente, si revisas tu histórico de relaciones y observas qué papel tuviste en cada relación y cómo te sentías, puedas ver que hay algo que se repite. Quizá te des cuenta de que has vivido las relaciones desde la ansiedad y te has sentido siempre insegura o que, al estar en pareja, te pierdes. Puede también que, aunque esa sea tu tendencia, encuentres que con una persona en concreto no fue así, por lo que seguramente hubo personas que activaron tus heridas y miedos, y otras que no lo hicieron.

Sea cual sea tu caso, recuerda que tú no eres tu estilo afectivo; es decir, que no eres, por ejemplo, la «ansiosa», aunque hayas vivido tus últimas relaciones desde la ansiedad. Poco a poco, podrás ponerte de nuevo en el centro de tu vida, ser coherente con lo que sientes, piensas y haces y tomar decisiones enraizándote a aquello que para ti es importante. Poco a poco, cuando vayas aprendiendo a traer a tu mujer adulta y sientas que es tu responsabilidad cuidarte y protegerte.

Al observar tu estilo afectivo, debes tener en cuenta que la otra persona con la que construyes una relación también tiene su estilo, y que seguramente es diferente al tuyo. Cada estilo influirá en el otro, y de esta combinación nacerá vuestra propia forma de relacionaros, comunicaros, dar amor y satisfacer vuestras necesidades y las de la otra persona. Por este motivo, decimos que nos construimos al relacionarnos, ya que, de alguna forma, somos según con quién estamos, y por eso es tan importante que elijas bien con quién deseas vincularte.

Para identificar tu estilo afectivo, puedes empezar por saber que este se forma en función de dos variables: la autoestima (la imagen que tengo de mí misma y en qué medida me siento válida y capaz de amar y ser amada) y la confianza (la imagen que tengo de los demás).

Cuando nos sentimos poco capaces de resolver nuestros conflictos del día a día, tendemos a compararnos, sentimos que solas no podemos, sentimos que los demás son mejores que nosotras, cuando pensamos que no estamos a la altura o que no somos suficientes, no estamos confiando en nuestras capacidades. Y es que siendo niñas no solo necesitamos sentirnos amadas, sino también sentirnos capacitadas para sentir que podíamos ser autónomas. Cuando sentimos que no somos adecuadas y abandonamos nuestra autenticidad para ser aceptadas, o cuando nos quedamos en relaciones donde no nos quieren, pero nos conformamos con lo poco que nos dan porque sentimos que no merecemos más, el amor y el respeto hacia nosotras mismas se debilita.

Por todo ello, pregúntate qué podrías hacer desde hoy mismo para sentirte querida y valorada por ti misma, ya que este es el primer paso para cuidar la relación contigo misma y para poder llevar a la práctica las herramientas que te daré aquí para vincularte de un modo más sano. Comienza siempre por ti: el sí a una misma es hermoso.

«YO ES QUE SOLA ESTOY MUY BIEN»

Me encanta que sola te sientas bien, que tengas momentos para ti, proyectos que son solo tuyos, espacios donde disfrutas de tu compañía y que te guste estar sola sin necesidad de tener una pareja para sentirte completa. Si lo sientes así, ya tienes mucho trabajo hecho porque es esencial que no nos mueva el miedo a estar solas a la hora de construir nuestras relaciones. Pero no debemos confundirlo con la (falsa) idea de no necesitar a nadie y desde ahí elegir no intimar, no mostrarnos y no conectar. Así nos vamos a perder una parte preciosa de la vida que tiene que ver con dar y recibir, con cuidar y que nos cuiden, con amar y sentirnos amadas.

Es natural que haya etapas en las que no quieras intimar, incluso puede ser tu elección no tener relaciones sexoafectivas, pero sí es importante revisar desde dónde se elige esto. Si se hace desde el miedo a que no te vuelvan a hacer daño o a que se activen de nuevo tus inseguridades, por miedo a perderte en las relaciones, entonces no es que no quieras tener relaciones, sino que es la forma que tienes de protegerte.

Y he llegado a esta conclusión porque es algo que me comparten las mujeres que acompaño. Por ejemplo, me dicen: «Si yo estoy muy bien sola. Los dos últimos años no he tenido nada serio y he sido muy feliz. Además, cuando empiezo a intimar con alguien con quien siento que conectamos y me gusta, siento que pierdo el control, me hago pequeña y me siento muy insegura». ¿Te ves identificada?

Está claro que cuando estás sola y en paz contigo misma nadie «toca» tus heridas y, cuando empiezas a vincularte con alguien, en el momento en el que la otra persona empieza a ser importante para ti y sientes la posibilidad de que el otro se aleje, aparece el miedo a que te «abandone»; un miedo que nace de la sensación de no ser suficiente, y tus heridas se abren. Y, cuando estás dolida y te sientes vulnerable es cuando empiezas a ceder, a no poner límites, a decir «sí» cuando en realidad quieres decir «no», porque todo lo que haces persigue un único objetivo: que el otro te elija.

Que te elijan nunca debería ser el objetivo,
debería ser la base de la relación.

Que el otro te elija es la base y lo mínimo que necesitas para construir algo, proyectar tu vida en pareja y que empecéis a caminar juntos. No eres demasiado exigente por querer sentirte cuidada, querida y segura, sino que es lo que necesitas en la relación para que sea equilibrada, te sume y tú la puedas vivir en calma. Si no hay reciprocidad y correspondencia, y sientes que debes desplegar toda una serie de comportamientos para que el otro no se vaya, lo que te ocurre es que se está activando tu herida y confundes eso con amor. Pero no es amor, es ansiedad.

Por eso mismo decimos que preferimos estar solas, porque de este modo no hay nadie que active nuestro dolor y nos sentimos en calma, pero eso no quiere decir que las heridas no estén ahí. De hecho, es cuando empezamos a vincularnos cuando podemos ver de verdad cómo estamos. Cuando las heridas se abren, la ansiedad también se abre paso y eso puede resultar tan incómodo que al final elijamos no estar en pareja porque nos hace daño y nos saca una parte nuestra que no reconocemos. Pero la verdad es que esa parte de ti más vulnerable no necesita que la silencies, sino que la mires.

Por ello, trabajar las heridas emocionales es de vital importancia, porque, al final, son estas heridas las que vuelven a activarse cuando nos relacionamos con el otro. Puedes ser una mujer muy empoderada cuando no estás en pareja, pero luego, a la hora de entrar en intimidad con otra persona, te acabas diluyendo y te cuesta mucho ver los límites de cuándo te estás empezando a abandonar a ti misma o si, simplemente (y realmente), estás compartiendo y conociendo a alguien. Nos cuesta mucho ver dónde está la línea, dónde está el límite, hay confusión entre lo que es normal y lo que no es normal, y por esto entramos en relaciones tóxicas casi sin darnos cuenta, porque normalizamos cosas que no deberíamos normalizar (como la dependencia o la ansiedad en la relación), básicamente porque son dañinas para nosotras.

Entonces, ese «Sola estoy muy bien» en muchos casos significa «Prefiero estar sola a conectar de nuevo con el miedo al abandono y a la soledad». Así que, paralizada por este miedo, te pasas la relación (o esas primeras semanas donde os estáis conociendo) tratando de evitar que el otro se aleje, escuchando lo que dice, buscando señales de si le gustas o no, etc., lo que hace que estés muy pendiente del otro y poco de ti misma. Esto genera dependencia porque pones al otro en el centro de tu mundo y te olvidas de que tú debes ser lo más importante de tu vida.

En este sentido, te pregunto: ¿qué hay de ti? ¿Qué hay de lo que tú quieres? ¿Para qué necesitas invertir dos años de tu vida (por decir algo) en una relación en la que no te sientes querida ni cuidada donde sientes que no puedes ser tú? ¿Te compensa? Y, muchas veces, la respuesta a estas preguntas es simplemente: «Es que lo/la quiero y quiero estar con él/ella». De nuevo, olvidamos que el amor es necesario, pero no suficiente.

Aunque la quieras mucho, quizá estar con esa persona no te conviene, porque te ocupas tanto de ella que te olvidas de ti. A veces, incluso puede ser que el hecho de estar con ella tenga que ver con no querer estar a solas contigo misma.

Si esta ha sido tu experiencia, es natural que quieras quedarte en tu refugio, pero puedes aprender a vivir tus relaciones de otra forma mucho más sana para ti. Este es mi compromiso: que aprendas a sentirte bien cuando estás sola, pero también cuando estás en pareja.

LA INTIMIDAD CONTIGO MISMA Y CON LOS DEMÁS

Como te decía al inicio de esta segunda parte, cuando hablamos de intimidad me refiero tanto a la intimidad contigo misma como a la intimidad con los demás y, para cultivar la segunda, es necesario empezar por fortalecer y cuidar la primera. El problema es que, a veces, queremos intimidad en nuestras relaciones, pero no somos capaces de mostrarnos a los demás. Evitamos exponer nuestra vulnerabilidad porque sentimos que no es adecuada y esto es realmente injusto para nosotras. Qué bonito sería poder llevar la sencillez a nuestros vínculos. Qué fácil sería si cada una de nosotras nos hiciéramos cargo de todos los miedos que se activan en nosotras cada vez que empezamos a intimar con los demás. Y con «intimar» no me refiero únicamente a compartir sexualidad, sino a conocernos realmente, a abrirnos, a explorar nuestros miedos para superarlos, a vernos desnudas en cuerpo y alma, a mostrar nuestras inseguridades, en definitiva, a permitirnos ser auténticas.

Mostrar tu intimidad tiene que ver con sentirte bien contigo misma para mostrarte y dejarte conocer.

Mostrar tu intimidad tiene que ver con colocarte delante del otro y sentirte tan segura de quién eres que le puedas decir: «Esta soy yo con todas mis cosas. Y no, no soy perfecta, soy humana. Y sí, esta parte de mí me encantaría mejorarla y estoy en mi proceso para lograrlo, pero me siento en paz con todas las partes que hay en mí. Esta soy yo y no puedo más que sentirme agradecida conmigo misma por haberme traído hasta aquí».

Sin embargo, en lugar de hacer esto, y lejos de exponernos tal cual somos, cuando empezamos a conocer a otra persona nos recortamos, escondemos esas partes de nosotras que no nos gustan por miedo a que la otra persona nos rechace. Pero, ya que has llegado a este libro y estás aquí conmigo, quiero decirte que se puede vivir desde otro lugar las relaciones, confiando en una misma y eligiéndote. Diciéndote bien alto: «Esta soy yo y no me voy a dejar sola».

Recogiendo de nuevo la idea de que nos dejamos solas cada vez que nos amoldamos para encajar, agradar o no agobiar, esto ocurre porque, en el fondo, escondemos un sentir muy profundo que nos susurra: «Si me conocen realmente como soy, siento no voy a gustar». Esta inseguridad y falta de confianza implica algo que todavía nos genera más malestar y que es el hecho de cuestionarnos si lo que sentimos es adecuado. Ponemos en duda nuestras propias emociones, en lugar de atenderlas, y queremos que desaparezcan. De este modo, te cuestionas si debes llamar o escribir a ese chico, tomar la iniciativa o decirle lo que quieres, en vez de guiarte por lo que tú sientes. Preguntas a terceras personas qué deberías hacer cuando tú eres quien mejor sabe qué necesitas y quieres, así que escúchate: ¿qué quieres hacer por ti?

Puede que ahora estés pensando: «Pero es que otras veces cuando he mostrado interés, cuando he expresado lo que sentía, se han ido de mi lado; así que he aprendido que cuando me muestro, no gusto, o que voy demasiado rápido o que soy demasiado intensa». No permitas que tus experiencias condicionen la opinión que tienes sobre ti misma. Porque cuando te las crees, como no quieres que la historia se repita, de forma inconsciente usas estrategias para priorizar a la otra persona, y no te muestras como eres porque crees que así esta persona se quedará, al menos por un tiempo. Darnos cuenta de todo lo que hemos llegado a hacer para que nos quieran y se queden a nuestro lado nos puede doler y requiere un ejercicio de honestidad con una misma, pero que es necesario realizar.

Ten en cuenta, además, que no tiene nada de malo ni eres dependiente porque quieras que se queden a tu lado; que quieras que te escuchen y te validen, por necesitar a tu pareja en determinados momentos, por querer sentirte querida. Desear a alguien y buscar su presencia como signo de amor no es depender. Lo que diferencia la interdependencia de la dependencia es que en la primera no vamos buscando al otro con urgencia, no nos obsesionamos ni tememos su pérdida de manera constante.

¿Qué tiene de malo que te mueva alguien, que te guste, que lo quieras ver y quieras decírselo? Absolutamente nada. Lo malo es que es aquí, cuando aparece el gran miedo a sentirnos expuestas, a que el otro nos rechace, pero tengo algo que decirte: en el momento que tú ya sospechas que esa persona no siente lo mismo que tú, por más que lo escondas, tú ya convives con el rechazo. Y aquí está el gran trabajo profundo que tenemos que hacer: quiero que logres sentirte tan valiosa y bonita que cuando sientas que alguien no te elige, tú ya no lo eliges y no lo haces porque tú quieres para ti a alguien que esté dispuesto a darte lo mismo que tú le das. Y desde ahí estás haciendo algo maravilloso por amor a ti: ya no te dejas sola, ya no mendigas amor. Cuando confías en ti, cuando tú abrazas tu vulnerabilidad, cuando acoges a todas las mujeres que habitan en ti, es cuando te das cuenta de que, desde ahí, las relaciones son mucho más reales, más profundas y puedes ser tú de verdad.

Ahora me gustaría que sigas revisando la calidad de tus relaciones, en todas ellas. Observa cuánta calidad hay en la intimidad, cuánto sientes que te muestras, cuánto sientes que te conocen los demás y cuánto tiene que ver todo ello con la forma en la que te percibes a ti misma. Date cuenta de cómo está tu corazón: si está abierto y tiene confianza para poder expresar cómo te sientes realmente, cuánto sientes que puedes ser tú o, por el contrario, te ves sosteniendo tu personaje (el que has aprendido que tienes que ser para que te quieran) y tratas de demostrar constantemente lo válida, perfecta, adecuada y fuerte que eres.

Si estos días haces un ejercicio profundo de reflexión, tal vez te des cuenta de que la intimidad no está presente en tus relaciones, y el hecho de darte cuenta de que no te estás abriendo a los demás te ayudará a mirar dentro de ti y a conectar con el miedo que sientes si expones tu vulnerabilidad. La coraza que de niña te pusiste para protegerte, ahora como adulta ya no necesitas llevarla todo el tiempo, solo cuando hay una amenaza real que no te hace sentir segura, cuando se está traspasando un límite, pero no siempre. Si entras en tus relaciones con tus corazas, solo te estás aislando de lo bueno de la vida. Si has llegado hasta aquí, estoy segura de que quieres ser una mujer adulta que elige desde la responsabilidad de cambiar y quieres dejar de estar condicionada por tu historia y de repetir siempre el mismo tipo de situaciones. Y este «hacerte cargo de ti misma» conlleva un profundo ejercicio de revisión de tus relaciones para sentir qué se activa en ti y entrar en tu capa de vulnerabilidad.

Así que te invito a que te tomes el día para revisar tu intimidad, desde qué lugar te quieres vincular y qué es importante para ti en las relaciones. Observa desde dónde te hablan las personas importantes de tu vida, cuánto sientes que te cuidan y pregúntate si te estás mostrando. Si estás siendo tú y estás sintiendo una conexión real con estas personas, o sientes que te mueves en la superficie, si te resulta difícil hablar desde ti, si te compartes poco, si te cuesta recibir y sigues necesitando mostrarte siempre adecuada.

Una pista para saber si te estás mostrando de verdad o llevas la coraza puesta sería observar cuántas veces te sientes en alerta, esforzándote en tus relaciones, desgastándote para que te quieran y validen. Si te reconoces en esta situación, necesitas estar en intimidad contigo misma y dejar de estar siempre disponible para los demás.

Desde tu corazón, mira qué personas quieres que estén a tu lado y con cuáles sientes que no hay una intimidad real, dónde tu adulta no está viviendo las relaciones plenas que le gustaría vivir, ya sea con la pareja, amigos o con otros vínculos. Porque no es lo mismo sentir que vivimos nuestras relaciones desde la intimidad y sentirnos conectadas, cuidadas y que pertenecemos, que sentir que, a pesar de estar siempre rodeadas de gente, nadie conoce verdaderamente la mujer que somos. Si llevas coraza, no hay intimidad en tus relaciones. La intimidad solo se da cuando muestras tu vulnerabilidad y, cuando te preguntan: «¿Cómo estás?», puedes contestar: «Hoy no estoy bien, me ha pasado aquello o lo otro, y me siento así». Aquí es cuando se da la apertura del corazón y se siente por fin lo bonito que es elegir a una persona y ver qué pasa, darte cuenta de cómo, poco a poco, cuando te compartes desde tu intimidad y vulnerabilidad, empiezas a sentirte más confiada y segura.

Para estar en intimidad contigo misma tienes que aprender a escucharte, a darte cuenta de todas las mujeres y partes que habitan en ti. ¿Cuántas veces habrás tenido la sensación de que hay una parte de ti que quiere una cosa, y otra parte que te dice que es mejor no ir a por ello? Todas estas distintas partes te están protegiendo, pero no siempre de la mejor forma, así que debes empezar a escucharlas para entender sus miedos. Te pongo un ejemplo. Laia estaba en pareja hacia 2 años y aunque se sentía cuidada, sentía que su pareja no la llenaba a nivel intelectual. Una parte de ella, deseaba otro tipo de relación, pero otra parte complaciente, no la dejaba priorizarse porque no podía permitirse hacer daño a otra persona, así que se obligaba a seguir en esa relación a pesar de no sentirse plena. Ella necesitaba dar voz a cada parte, entender los miedos que se activaban y elegir desde su mujer adulta lo mejor para ella.

Si no conoces todas tus partes, es complicado que puedas mostrar a los demás aquello que ni tú sabes de ti misma.

Como hemos dicho anteriormente, estar en intimidad contigo misma implica sentir tus emociones. Tenemos emociones bloqueadas que no expresamos, y estas emociones abren en nosotras heridas que brotan cuando nos relacionamos y sentimos miedo. Pero la emoción existe para ser vivida, así que no te asustes, no te juzgues y permítete sentir. Siente qué ocurre en ti y qué se ha movido para sentirte así. Entrar en tu vulnerabilidad, en esa parte de ti que se siente insegura, es la única manera de construirte desde dentro, de conocerte, abrazarte y alcanzar la intimidad contigo misma. Te prometo que cuanto más cerca estás de abrazar tu vulnerabilidad y abrazar lo que hasta hoy has rechazado de ti, más en coherencia te sientes contigo.

Muchas veces hacemos justo lo contrario: aquella parte de nosotras que nos hace sentir inseguras, hacemos ver que no existe. Pero que obviemos nuestra inseguridad no quiere decir que desaparezca. Mientras te estás mostrando estupenda y maravillosa por fuera, por dentro puedes sentir que hay en ti muchas carencias afectivas y, como no quieres que nadie las vea, te sientes cómoda vinculándote de una forma más bien superficial. Esto podría ser la explicación de por qué muchas veces, a pesar de querer tener relaciones profundas, acabamos en relaciones que no avanzan, donde la otra persona no está disponible emocionalmente. Sentimos que el problema es el otro, cuando quizá nosotras tampoco estamos disponibles porque no estamos dispuestas a dejarnos conocer, de nuevo por miedo a no gustar.

A modo de conclusión, podríamos decir que es posible que muchas de nosotras nos sintamos del siguiente modo: «Quiero intimidad en mis relaciones, pero como hasta ahora mostrarme tal como soy, y expresar lo que yo siento y quiero, me ha traído muchos desencuentros y más dolor, decido prescindir de ello». No te muestras, pero en ti existe un anhelo enorme por intimar, vincularte, de que haya alguien que, conociéndote a fondo, decida quedarse a tu lado. Pero en el fondo de tu corazón crees que esto no va a ocurrir, que a las demás sí les pasa, pero a ti no, y de forma inconsciente te proteges para no volver a conectar con el rechazo. En definitiva, estás buscando argumentos para irte, porque a veces quedarnos y mostrarnos es demasiado doloroso.

Estar sola es de valientes, pero intimar con alguien, exponerse y compartir también lo es.

Lo natural debería ser sencillo: si me acuerdo de ti, te llamo; si te quiero proponer algo, lo hago. Revisa si estás tejiendo un muro que te aparte de esta sencillez, que no te permita fluir y ser tú en tus relaciones. Es muy importante que te des cuenta de qué manera tú también estás evitando que tus relaciones avancen. Porque cuando no te quieres mostrar, aunque ahora para ti sea difícil darle sentido a esto, ya te va bien encontrar a hombres que no quieren avanzar, porque eso te mantiene en tu zona de control, aunque sientas que deseas otro tipo de relación.

Si el otro no intima, no te ves en la tesitura de tener que mostrarte y obvias tu propia intimidad. Si el otro no quiere avanzar, no te expones a que te conozca de verdad y así no tienes que afrontar de nuevo el sentimiento de que tú no enamoras. Digamos que es menos doloroso para nuestra autoestima que una relación no avance porque la otra persona no quiere una relación, que no avance porque no la quiere contigo.

Quiero recordarte que es obvio que ni tú ni yo vamos a enamorar a todas aquellas personas que nos conozcan en profundidad, pero lo que sí es seguro es que aquellos que se han enamorado de ti, te han conocido de verdad, que han sido las personas a las que les has dado permiso para entrar. Así que, ármate de valor y muestra tu intimidad tal como es; compártela, déjate ver y no tengas miedo. Si lo haces de este modo, tienes muchas más oportunidades de construir relaciones profundas.

La única forma de que te elijan es que te expongas
y que la otra persona vea quién eres.

¿QUÉ HACER CON LOS MIEDOS?

Cuando inicias una relación, tienes que ser muy clara contigo misma para poder construir lo que quieres y crear unas bases que te hagan sentir segura y tranquila. Solo cuando tengas claro lo que quieres, podrás comunicar y sentir si tú y el otro estáis en sintonía para comenzar un proyecto común. Parece sencillo. Sin embargo, cuando esta sintonía no es del todo explícita, aparecen inseguridades que boicotean lo que vamos construyendo.

Aunque en los inicios de cualquier relación, por lo general, hay mucha idealización, somos muchas las mujeres que los vivimos desde la ansiedad y lo pasamos realmente mal debido a nuestras inseguridades. Esto sucede porque nos abandonamos y entramos en la relación pensando en complacer a la otra persona y en convencerla para que se quede a nuestro lado, en lugar de centrarnos en nosotras, conectar con lo que es importante para nosotras, disfrutar del proceso y valorar y decidir si elegimos a la otra persona. Cuando entramos en pareja desde la necesidad por no estar solas y pensamos que «cuando tenga pareja seré feliz», partimos de un problema de base: nos implicamos en una relación desde nuestras inseguridades, y no desde el sentimiento profundo de que nosotras valemos y merecemos ser amadas.

Poner el foco en ti es lo que te llevará a vivir tu relación con más seguridad y sintiéndote infinitamente mejor. Y este tendría que ser el compromiso contigo, no abandonar tu vida ni a ti misma cuando conoces a alguien. Explorar lo que tú quieres, saber lo que necesitas e ir a buscarlo es lo que te va a hacer sentir bien. Cuando aparezcan los miedos, mantente alineada contigo misma y muéstrate tal como eres, con tus inseguridades, con tu vulnerabilidad y comunícate desde ahí. No trates de ocultar la parte de ti que quiere sentirse querida, porque solo así, con la respuesta que recibas, sabrás si el otro está en coherencia contigo o no, si se coloca en el lugar que tú necesitas. Así que no dejes de escucharte por ir a favor de esa relación, por no «estropear las cosas» o por seguir sosteniendo una historia que no te encaja.

Y es que nos cuesta muchísimo ver dónde está la línea, dónde está el límite de lo que es normal y lo que no lo es: normalizamos cosas que no son normales, que son dañinas para nosotras, y nos atascamos en relaciones tóxicas.

Sé que a veces queremos que una relación funcione sí o sí (si lo sientes así, deberías revisar las expectativas que tienes con esa relación). Pero recuerda que lo que sientes no siempre es suficiente para que la relación funcione. Así que deja de complacer y adaptarte al otro, y date cuenta de dónde está para ti la línea entre construir-cuidar y esforzarte-luchar.

Sentir la incertidumbre en los inicios de cualquier relación es natural y tenemos que sentirnos preparadas para sostenerla. Cuando empezamos una relación, no hay garantías, y se precisa un tiempo para ver hacia dónde va, si queremos lo mismo, si nos sentimos bien... Esta incertidumbre nos incomoda mucho y queremos, de forma muy precipitada, tener repuestas, saber qué somos, saber qué puedo esperar del otro porque eso nos hace sentir más seguras. Pero recuerda, los inicios no son para que tú te esfuerces para conseguir que la otra persona te elija. Son para preguntarte tú cómo te sientes en esa historia y valorar si esa persona para ti es un sí o es un no.

Así que partiendo de esta premisa, hay que normalizar la incertidumbre que podemos sentir en los primeros estadios de la relación. Pero no hay que confundirla con la ansiedad, con la inquietud y el malestar que se pueden activar cuando la otra persona no es consistente contigo o cuando tus propias inseguridades te hacen sentir amenazada constantemente con la idea de que la otra persona se pueda alejar. Si sientes que te relacionas desde el miedo, seguramente te ocurre que no quieres mostrarte para que no te rechacen, te sientes poco valiosa porque no eres capaz de mostrarte segura, e idealizas mucho a la otra persona.

Cuando nos sentimos tan pequeñas al lado de alguien es porque estamos depositando en la otra persona nuestro valor, y le estamos concediendo el poder para decidir si somos o no suficientes.

Para saber si te estás relacionando con tu pareja desde una excesiva necesidad de cariño y atención, que se manifiesta en un sentimiento constante de inseguridad, te propongo que hagamos juntas el siguiente ejercicio. Muéstrate sincera y respóndete con un «Sí» o un «No» las siguientes preguntas, para que puedas observar si es un patrón en ti que se repite.

EJERCICIO

Hazte las siguientes preguntas: ¿tu autopercepción cambia en función de lo que el otro piensa de ti? ¿Sufres mucho en tus relaciones de pareja? ¿Priorizas las relaciones de pareja y descuidas otras áreas de tu vida? ¿Te cuesta poner límites por miedo a ser rechazada? ¿Te acabas adaptando al otro por miedo a que se vaya? ¿Te da mucho miedo la idea de la ruptura? ¿Sientes celos y desconfianza dentro de la relación? ¿Tiendes a sentir ansiedad y mucha tristeza cuando estás en pareja? ¿Generas expectativas altísimas al inicio de las relaciones? ¿Te has visto saltando de una relación a otra para evitar la soledad?

Si has respondido que sí a la mayoría de las preguntas, puede que tu manera de vivir las relaciones sea desde un estilo preocupado, con una necesidad extrema de que la otra persona te haga sentir constantemente reafirmada, y donde dudas de ti misma cada vez que percibes la más mínima señal (real o no) de que la otra persona puede alejarse. Si es así, lee con mucha atención el tercer capítulo, en el que hablo de la dependencia emocional, para que puedas valorar si tiene que ver contigo.

Para mí es importante decirte que, si te sientes identificada, la dependencia emocional no es algo que vayas a resolver únicamente a través de este libro. Me encantaría que así fuera, pero quizás no es suficiente y puede que necesites seguir un proceso terapéutico. No obstante, aquí sí que vas a poder es darte cuenta de tus patrones, conocerte, cuestionar algunas cositas, aprender sobre lo que te ocurre y llevar a la práctica las diferentes pautas de autocuidado que más adelante te propongo. En este libro juntas estamos plantando unas semillas para que aprendas a estar contigo misma y para que potencies tu autonomía.

Aclarado este punto, quiero recordarte tres ideas que siento importante reforzar en este momento:

1. No todo es dependencia emocional, hoy se coloca esta etiqueta de una forma muy ligera. Más adelante entraremos en profundidad en este tema.
2. No todo lo que sientes tiene que ver solo contigo, muchas veces tendrá que ver con lo que hace el otro, y lo que sientes es una respuesta natural a la inconsistencia de la otra persona.
3. Que la otra persona no quiera una relación contigo no habla de ti ni de tu valor.

Vamos a entrar en este último punto.

En muchas ocasiones, las relaciones que no avanzan no es por un tema de afinidad o porque tú no lo valgas, sino porque sois dos personas que quizás estáis en un momento donde no compartís, estáis en dos etapas muy distintas. Que tu relación no funcione no tiene que ver contigo, sino con el momento vital de cada uno de vosotros, de vuestras necesidades, de vuestros valores. Deja de sentir que tienes que convencer al otro para que se quede contigo y así demostrarte que sí eres valiosa. Este no es el baile. No vivas las relaciones desde ese reto de «conseguir al otro».

El amor no tiene condiciones: eres la persona que eres, y la persona que se va a enamorar de ti lo hará con todo, no hace falta que hagas nada. Tu no vales por lo que ofreces, si no por lo que eres. Así que, desde hoy, empieza a soltar esa creencia de: «si valgo lo suficiente, esa persona se quedará a mi lado y lo hará todo por mí». Lo que va a indicar tu amor hacia a ti es que comprendas que si el otro no te elige, no tiene nada que ver con tu valía. Tú ya eres valiosa y mereces lo mejor, recuérdalo.

Sé que si hoy te sientes insegura en tus relaciones, lo que estás tratando es que la otra persona no se dé cuenta, de no explicar al otro cómo te estás sintiendo, de no mostrar lo que tú eres y taparlo con esa coraza que has ido forjando. Te entiendo, es lo que has hecho hasta ahora para sentirte a salvo. Pero hoy te pido que hagas algo distinto y que, poco a poco, te vayas dando permiso para soltar esta máscara. Sé también que el proceso no va a ser rápido, así que respeta siempre tu ritmo y proceso. Aunque el camino sea lento, empieza desde hoy mismo a observarte y a darte cuenta de cuándo usas estrategias. Por ejemplo, cuando estás en tu personaje de mujer segura que en realidad esconde su necesidad de sentirse vista y priorizada pero no es lo que comunica. Empieza a abrirte a la incomodidad de sentir la inseguridad y de expresar cómo te sientes.

Sé que quizá te dé mucho miedo que la otra persona pueda pensar que eres muy intensa, que le das demasiadas vueltas a las cosas, pero quiero recordarte que este miedo es tuyo, habla de cómo tú te percibes a ti misma y estás proyectando en el otro lo que tú crees de ti. Es cierto que la otra persona podrá recoger de una forma u otra lo que tú le ofreces, pero, como jamás podrás controlar su reacción ni forma de actuar, hazlo por ti.

Actúa siendo coherente con lo que tú necesitas, no en base a lo que el otro quiere, necesita o espera. Lo único que puede pasar es que el otro te rechace, pero entonces sabrás que, a pesar de que no eres lo que necesita la otra persona, has sido honesta, también y sobre todo contigo misma. Has sido lo que eres, y solo atreviéndote a serlo, irás abrazando tu vulnerabilidad, dándote tu lugar y te irás sintiendo más segura. Soy consciente de que mostrarnos nos puede hacer sentir desprotegidas, pero cuando estamos conociendo a alguien siempre hay incertidumbre. Sentir que todo se va sucediendo como tú esperas te hará sentirte a salvo unos días, pero nunca vas a sentir que tienes el control total, y esta parte hay que aceptarla.

Así que, cuando aparezcan la inseguridad y la ansiedad porque no llega el mensaje que esperas o porque la otra persona no te ha propuesto quedar, primero observa qué te estás contando para sentirte como te sientes. Quizá te veas reflejadas en frases como: «Si le importara, ya me habría escrito», «Si fuera en serio conmigo, ya me habría presentado a sus amigos» o «Si le interesase, ya me habría propuesto quedar el fin de semana».

Si es así, date cuenta de que el problema no es siempre lo que hace el otro, sino las expectativas que tú tienes de cómo debe actuar para tú sentirte importante y suficiente, para sentirte en control y en calma. La verdadera dificultad es que estás buscando tu seguridad a través del otro y, de nuevo, ahí le estás cediendo todo tu poder a la otra persona. Desde esta posición, si te escribe, te sentirás en calma y, si no lo hace, no podrás ni siquiera seguir con el curso de tu día con normalidad. Si se interesa por ti y te pregunta que qué tal el día, te sentirás especial y encantada con la vida y, si no lo hace, te sentirás apagada y con poca energía para sacar adelante tus cosas.

En situaciones así, sientes que ese lugar no es seguro porque tú no te estás sintiendo segura. Y puede que estés en lo cierto, y esa persona no sea segura para ti, pero también puede ser que tu prisa «por saber» hable de ti y de tu necesidad de que el otro te elija, porque en el fondo no confías en que haya una persona que se vaya a quedar a tu lado. Cuando actuamos desde esta inseguridad, al final acabamos confundiendo lo que siente el otro (o lo que yo interpreto que siente el otro) con lo que yo siento por mí misma, y verme a través de la mirada del otro me lleva a sentirme incapaz de sostener esa incertidumbre. Así que si quieres afrontar tus miedos e inseguridades, empieza a hablar de ti.

Necesitas hablar de tu miedo en las relaciones, especialmente del miedo a que te dañen o te abandonen, porque este miedo a veces hace que no te vincules con nadie ya que es tu forma de protegerte, aunque sea lo que deseas, o construyas relaciones funcionando de una forma dañina para ti, por ejemplo, tratando de controlar a tu pareja o creando relaciones muy dependientes.

LA FORMA DE VINCULARSE: ELEGIR O NECESITAR

Cuando una persona está disponible y es confiable para nosotras, se siente y se nota. Hay conexión, pero hay mucho más que eso, aunque muchas veces se nos olvida e insitimos en hacer que funcionen relaciones donde nosotras sentimos mucho, pero se nos cuida poco. Una persona que está disponible y en el mismo punto que tú, te hace senir segura, está si la necesitas, la sientes cerca. Sentimos la implicación, el interés, el compromiso y, lo más importante de todo, sabemos que es recíproco. ¿Cómo sabemos si es, efectivamente, recíproco? Es fácil: hay calma, todo fluye y las dos partes están en sintonía. No hay nerviosismo ni ansiedad por si una de las dos partes desaparece, aunque pueda haber, como te contaba antes, la incertidumbre de los inicios.

Por otro lado, toda relación tiene sus fases y esto quiere decir que, a medida que las partes se van conociendo y la relación avanza, hay que ir reajustando algunos aspectos. En una relación hay dos personas totalmente diferentes, cada una con su manera de amar, que se juntan y, para entenderse, necesitan crear sus propios códigos. Si sabes que una relación es cosa de dos, de respeto mutuo, de crear vínculo e intimidad, de acordar pactos donde los dos salgáis ganando, es natural que en ella también se den el apego y la dependencia (más adelante hablaremos de la interdependencia, que sería lo que se entiende por una dependencia sana). La dependencia no es mala, es natural, forma parte de nuestra manera de vincularnos y es natural que busquemos el apoyo en el otro y la proximidad. Lo importante es darnos cuenta de en qué medida la sentimos, porque la dependencia y el apego se activan especialmente cuando la otra persona no está atendiendo a nuestras necesidades y lo que estamos necesitando justo en ese momento es recibir una respuesta adecuada que nos dé seguridad para volver a nuestra calma.

Y es curioso porque resulta que la capacidad que tenemos para enfrentarnos al mundo sintiéndonos autónomas y capaces nace a menudo de la seguridad de saber que contamos con alguien que nos apoya. En las relaciones, necesitamos sentir la confianza y la seguridad de nuestra pareja, saber que podemos contar con su ayuda en momentos difíciles. Cuando es así, podemos centrarnos e implicarnos más en otras áreas de nuestra vida. Es natural esperar y buscar el apoyo de la pareja (y de cualquier relación que para nosotras sea importante). Y es natural también querer sentirla cerca, a nuestro lado cuando no nos sentimos bien, buscar su compañía y desear que nos cuide. Esto no nos hace dependientes, sino humanas.

Si quieres construir un espacio donde tu pareja sea un refugio emocional para ti y tú lo seas para ella, os convertís en una figura de apego para el otro. No se trata de depositar en el otro la expectativa de que cubra todas tus necesidades o que te salve, porque no le corresponde, pero sí vas a necesitar sentirte cuidada, confiada y segura para sentirte en calma. De la misma forma, tú tendrás la respuesta adecuada para las necesidades del otro. Debéis cuidaros mutuamente en la relación, sin que ninguna de las dos partes se abandone a sí misma. Así de simple y, a la vez, así de complicado, sobre todo si partimos de una relación desigual o empezamos a establecer vínculos desde una baja autoestima.

La necesidad de compartir la vida con alguien especial no tiene nada que ver con lo mucho que te quieres a ti misma o lo realizada que te sientes. Querer estar en pareja es natural y la dependencia que surge de ella no es negativa, no te exijas no depender.

El problema surge cuando la dependencia nos hace sufrir a nosotras y a los que nos rodean.

Por eso es tan importante que, cuando estés en pareja, no mires solo tu parte, sino que también debes ver dónde está el otro, qué hace y cómo te sientes con lo que hace. A veces, nuestras heridas no nos permiten confiar en el otro, pero nuestra pareja tiene que mostrarse confiable, darnos seguridad, respeto y calma, y tú tienes que conocer tus límites entre lo que aceptas y no aceptas del otro. Debes preguntarte con qué estás a gusto en la pareja y con qué no, y exponérselo. Y, del mismo modo, debes comparar si estáis dando y recibiendo en la misma medida y de una manera equilibrada. Cuidado, no hablo de lo que la otra persona te dice que te da y siente por ti, sino de cómo te sientes tú.

Me encuentro con muchas mujeres que no se sienten cuidadas o valoradas en su relación, y cada vez que se atreven a ponerlo sobre la mesa (enfrentándose a todos sus miedos y al temor a quedarse solas) se encuentran con que la otra parte les dice: «Pero si yo te quiero». Y de repente dejan de conectar con su necesidad real de sentirse vistas y con el motivo por el que necesitaron tener esa conversación y, en lugar de enraizarse a sus necesidades y a lo que realmente están sintiendo, que habla de lo que realmente es importante para ellas, todo se diluye y solo se quedan con: «No puedo dejar a mi pareja porque me dice que me quiere». En este caso, te quedas con tu pareja para no defraudarla, para no enfrentarte a ella, para no exponerle que el amor no es suficiente, para evitar la sensación de culpa y el miedo a quedarte sola.

¿Qué te impide irte? Una baja autoestima, haber desarrollado una dependencia emocional, tener un estilo de apego inseguro, creencias irracionales sobre el amor o no haber recibido nunca un amor seguro.

Muchas veces ocurre que, aunque una pareja se quiera, las dos partes tienen maneras de amar muy diferentes, por lo que es necesario ser honesta, comunicarse y revisar qué necesita cada uno dentro de la relación. No se trata de no depender, sino de depender bien y elegir aún mejor de quién.

Te pongo un ejemplo mío. Fue hace muchos años, era sábado por la mañana y la que entonces era mi pareja y yo estábamos en el sofá. Yo necesitaba hablar con él. Vivíamos juntos desde hacía más de dos años y, para mí, era una relación realmente bella, aunque, quizá, objetivamente visto desde ahora, no lo era del todo. Hacía varios meses que sentía a esta persona más distante, fría, lejos de mí y, aunque traté de justificarlo y evitar esta conversación tan incómoda por todos los miedos que se despertaban en mí, ya no podía más y tuve que hablar. En aquella conversación, me dejó. Ocurrió lo que yo más temía y mi única manera de tratar de retenerlo a mi lado era diciéndole: «Pero si yo te quiero, con todo lo que he hecho por ti». Y sí, lo quería muchísimo y él me decía que también me quería a mí y, aunque realmente no funcionaba, yo me agarraba a eso. No entendía por qué dos personas que se querían tanto no podían estar juntas, así que pensaba que necesitaba y merecía la oportunidad de estar con él para arreglarlo (que se resumía en cambiar yo lo que hiciera falta para que él quisiera seguir a mi lado) en lugar de conectar con mi amor propio y elegir cuidarme a mí misma en esa situación tan dolorosa, como merecía.

Hoy, esta historia me conecta con la falsa creencia basada en el amor romántico de que el amor todo lo puede, y nada más importa. No es cierto. En ocasiones, con quererse no es suficiente, sino que hay que estar en la misma sintonía emocional, buscar lo mismo y mirar en la misma dirección para que ese amor sea un buen amor y sume a las dos partes. Tardé años en sentir esta verdad que ahora tengo tan clara. Aquella pareja, ante mi frase de: «Pero si yo te quiero, con todo lo que he hecho por ti», me dijo que: «A veces, quererse no es suficiente». En aquel momento, me parecía que no estaba en lo cierto. ¿De qué me hubiera servido seguir al lado de una persona que me decía que me quería, pero con la que yo me sentía vacía y sola? Yo quería sentirme amada, compañera, y lo que me sentía era necesitada por mi pareja. Eso me daba sensación de seguridad, porque si alguien te necesita, no te va a dejar; durante un tiempo confundí sentirme necesitada con amor, y por eso me sentía vacía.

El amor y las relaciones no consisten en decir cuánto nos queremos, sino de cómo nos sentimos realmente con ese amor; de que te sientas merecedora de él y te preguntes cómo quieres sentirte e ir a por ello. Para lograrlo, tendrás que expresarlo, comunicar lo que para ti es importante. Solo así podrás ver de nuevo dónde se coloca el otro y dónde te quieres colocar tú.

Solo así podrás elegir y dejar que el otro te elija. Y quizás los dos os sintáis cómodos y sigáis bailando juntos o quizás te des cuenta de que la otra persona no es sensible a tu dolor, no es sensible a lo que tú necesitas y ahí ocurre que tienes que aprender a atravesar el conflicto y ser consecuente y coherente contigo, sabiendo siempre que tú también eres importante en la relación y que igual que estás dando, tienes derecho a recibir.

Y sé que no nos gusta el conflicto, se siente incómodo y por eso la mayoría de las veces antes de poner un límite, de decir un No, lo que hacemos es tragarnos aquello que nosotras queremos y sentimos con tal de evitar ese "estropear las cosas". Pero actuando así, el precio a pagar es demasiado alto, renunciamos a ser nosotras mismas, nos vamos apagando poco a poco y dejamos de brillar.

No nos damos cuenta que perder a esa pareja, renunciar a ese trabajo o salirte de aquel grupo de amigas es mejor que dejar de ser tú.

Aprender a gestionar el conflicto para poder comunicar lo que quieres y poner los límites que para ti son necesarios es imprescindible para darte el amor que necesitas. No estoy diciendo que seas brusca, imperativa o que no seas sensible con las necesidades del otro (se puede poner límites con mucho amor y mimo), sino que también lo seas con las tuyas.

Aprender a estar en el conflicto pasa por aprender a superar el miedo que te dice que si le pones un límite a alguien, se va enfadar, o si le pides tal cosa, se va a ir, o si te muestras, te va a rechazar. Si la consecuencia de lo que pides es que, efectivamente, la otra persona te juzga y rechaza, entonces que se vaya. En esto consiste la libertad: sentirnos seguras y merecedoras de ser nosotras mismas, pese a que no le gustemos a alguien. ¡Y ten por seguro que no podrás gustarle a todo el mundo! Así que no renunciemos a ser nosotras mismas y tengamos siempre claro que si no podemos dar nuestra opinión en una relación, si no podemos expresarnos o si sentimos que no somos nosotras mismas, simplemente es que no estamos en una relación sana.

Por ello, para que conectes con tus límites y con aquello que a lo mejor hoy te hace daño, pero sigues tolerando, te sugiero que hagas el siguiente ejercicio. Responde las preguntas con calma y, si lo prefieres, anota las respuestas para poder revisarlas.

EJERCICIO

Hoy te invito a que te revises con dos preguntas: ¿qué es aquello que sientes que has normalizado en tu relación y que no te hace bien? ¿Qué es aquello que tú necesitas recordarte cuando inicias o estás en una relación?

Puede que en tu respuesta al ejercicio lo que normalices sea, por ejemplo, no dar tu opinión para no crear conflicto, o bien aceptar ciertas conductas que no te gustan para no generar problemas. Si es tu caso, no quieras normalizar lo insano para encajar. Sé tú misma; esto tiene que estar por encima de cualquier vínculo, porque de lo contrario, la relación se vuelve muy tóxica.

Detrás de esa evitación del conflicto está el miedo a quedarte sola, a que nadie más te vuelva a elegir, a no volver a sentir..., pero es necesario soltar la necesidad de gustarle a todo el mundo y darte cuenta de que lo sano es elegir a aquellas personas a las que les gustas tal como eres. Verás lo maravilloso que es cuando se cambia ese «me esfuerzo para que me quieras» por un «esta soy yo y así es como quiero que me quieras».

Tienes derecho a lo que piensas, tienes derecho a lo que sientes y tienes derecho a ser siempre tú.

Ahora vamos a centrarnos en tus relaciones amorosas. En algunas, tal vez has sentido de forma clara que no te sentías valorada y que no había conexión y, de alguna forma, te resultó más sencillo soltarlas. Sin embargo, no siempre es tan fácil. Existen otro tipo de relaciones que son especialmente dolorosas, en las que sientes que realmente hay algo íntimo y profundo, que estás muy a gusto y existe una conexión real, que tú empiezas a ser importante para esa persona y esa persona lo es para ti, pero (temido «pero») a la otra persona, justamente por todo lo que estáis viviendo y sintiendo, se le despiertan todos los miedos. ¿Te ves identificada? Esto se nota porque cuando sientes que vais a avanzar, el otro frena o da dos pasos hacia atrás. Cuando se genera una intimidad más profunda, siente miedo y coge distancia, se aparta. Es lo que necesita. Por ello, tu verdad es que sientes que eres importante para esa persona, pero, a la vez, te das cuenta de que no te puede dar más en este momento, y quedarte en esta relación implica adaptarte a un ritmo que para ti es incómodo. Lo ideal es que encontremos el equilibrio entre esas prisas que sentimos y la necesidad de vincularnos de una forma muy rápida para evitar forzarnos a un ritmo que no va con nosotras y que complica que podamos seguir conociendo a esa persona.

Debemos escuchar a nuestra intuición y, si sientes que cada vez que estáis más conectados el otro se aleja y eso a ti te desestabiliza porque no acabas de entender lo que ocurre, cuidado con valorar solo la relación en base a esos momentos donde realmente estáis muy conectados, porque es igual de importante cómo te sientes tú cuando la otra persona está que cuando se aleja. Y lo sé, seguramente ahora conectes con la frase de: «Cuando estamos bien, estamos muy bien... y quizá, aunque siento que no puedo ir al ritmo que a mí me gustaría, creo que vale la pena tener paciencia». Bien, te comprendo. Estoy segura de que lo que tú sientes es real. La conexión es lo que es y es cierto que todo indica que esa persona está muy a gusto contigo, que le encantas y que, justo por eso, se activan sus miedos y hace esos movimientos que tú no entiendes. Sé que tratas de comprenderlo, pero cuidado cuando una relación no te hace sentir plena o solo a ratos, porque una persona que te quiere así, quizá es incapaz de quererte siempre. Y puedes sentir mucha conexión, pero no lo es todo. Cuidado con sostener relaciones donde la mayoría del tiempo, incluso cuando estáis bien, sientes que tienes que ir de puntillas para que nada cambie. Porque esto no es estar en calma, ni en un lugar seguro para ti, esto es estar en control contigo misma, por miedo a que algo que viene de ti no guste.

Quizás el otro se está dando cuenta y también es consciente, y sí, se puede cambiar de opinión y sí, los miedos se pueden superar, pero

¿hasta qué punto decidirás esperar a que eso ocurra? ¿Y si no ocurre nunca?

Sé que te resulta realmente fácil ponerte en el lugar de los demás y tu tendencia natural es la de conciliar, la de ayudar, la de estar para el otro, y eso es precioso, pero cuidado con traspasar esa línea de «me ocupo tanto de ti que me olvido de mí». Comprender el dolor y los miedos del otro está bien, pero eso no quiere decir que te tengas que quedar ahí siempre, porque hacerlo tiene un precio. Repito: te comprendo, sé que quieres apostar por esa historia (o al menos una parte de ti quiere hacerlo), pero la realidad es que te estás desgastando por el camino, que no te sientes en calma y que sientes que no puedes ser tú. Puede que mientras lees esto pienses: «Pero es que vale la pena. A lo mejor, poco a poco sus miedos se vayan diluyendo y entonces sí que se sienta preparado para darme lo que yo necesito». Puede que sí o puede que no, y, como no lo sabemos, ¿por qué no cambiamos el punto de vista?: ¿qué puede que pase contigo en este proceso?

Quiero que me hables de ti. En estas líneas nos hemos dado el permiso para hablar del otro, pero ¿qué te muestra esto de ti? Me hablas de sus miedos, pero ¿cuáles son los tuyos?

Porque cuando tú sabes lo que quieres para ti, lo natural es que elijas a alguien que baile tu mismo baile. Cuando tú sabes lo que puedes ofrecer, lo natural es que te sientas cómoda con una persona que te pueda ofrecer algo similar; para que las relaciones funcionen tiene que haber un dar y recibir recíproco, si no, no tiene sentido.

Si quieres y mereces más de lo que te ofrece una relación, quedarte esperando no tiene sentido.

También soy consciente de que siempre hay una historia cercana que viene a recordarnos que a otras personas sí que les ha funcionado la espera. Y ya sabes que a la mente le encanta ir a buscar «pruebas» para corroborar aquello que nos creemos y nos contamos, algo así como: «Ya, pero es que a mi amiga Cris estuvo tres años que sí que no, él siempre andaba con mil dudas, y al final le salió bien».

A veces sí puede salir bien, pero creo que es mucho más realista que aceptemos que lo más probable es que nosotras no seamos la excepción, y quizás, lo que a tu amiga le funcionó, a ti no te funcione, y tomarla como ejemplo solo te servirá para seguir autoengañándote y justificar lo que no te encaja, para tener un motivo, por pequeño que sea para no irte de la relación.

Está bien que empatices con la situación del otro, pero si nada cambia, no eres tú la que tiene que cambiar para encajar en esta relación. Y no creo que el tema sea que no le importes a la otra persona, pero las relaciones deberían ser fluidas, fáciles y recíprocas: si quedarte en una relación te intranquiliza, deja de pensar en tu miedo y en qué puedes hacer tú por el otro, y pregúntate cómo sería cuidarte a ti en esta relación. Si sientes que te has perdido en el otro por hacer que la relación funcione, que estás cansada de sostener y dar, este lugar no es para ti.

Sin darnos cuenta, muchas veces nosotras mismas estamos siendo «cómplices» de construir relaciones donde no somos felices y de esta parte que sí nos corresponde a nosotras, es de la que tenemos que responsabilizarnos.

Y responsabilizarte pasa por elegirte. Sé que no es fácil: elegirte quiere decir protegerte, cuidarte y tomar decisiones pensando en tu bienestar. Culturalmente, nos han enseñado que tenemos que estar para el otro, cuidarlo, y que priorizarnos es un acto egoísta. Esta creencia hay que cuestionarla, porque te aseguro que es una de las creencias que más daño ha hecho, sobre todo a las mujeres, ya que siempre nos han colocado ese rol de cuidadoras y salvadoras. Priorizarte y poner límites nada tiene que ver con no tener en cuenta las necesidades de los demás ni con no ser sensibles con el otro. Si fuera así, estaríamos ante un empoderamiento mal entendido. Muchas veces entendemos la palabra «límites» con una connotación negativa, pero la realidad es que podemos poner límites de una forma muy asertiva y amorosa y, para ello, siempre tenemos que hacerlo hablando de nosotras, de lo que sentimos y necesitamos.

Cuando en una relación no se ponen límites por miedo a no gustar, o para evitar el conflicto o el abandono, suceden tres cosas:

1. La otra persona puede estar traspasando un límite que para ti es importante sin saberlo, porque no se lo has comunicado. Así que no esperes que el otro sea adivino ni pienses que tendría que saberlo. Si quieres que alguien sepa algo, díselo.
2. Si no pones límites, el mensaje que le estás dando a la otra persona es: «Puedes hacer conmigo lo que quieras», y de alguna manera tú a ti misma te estás diciendo: «Tú no mereces mirar por ti». Cuidado con esto. Date cuenta de todo lo que te descuidas al no poner límites, cómo te estás tratando haciendo esto.
3. Poner límites te sirve para hacer una selección natural de quién merece y quién no estar a tu lado, y recuerda que las personas que dejes entrar en tu vida te tienen que hacer sentir valorada, querida y cuidada. Tú puedes elegir qué personas quieres que estén en tu vida.

Si tu pareja hace algo que a ti te duele, se lo haces saber y le pones un límite, si te quiere y es sensible a lo que tú necesitas, hará lo posible para no volver a hacerlo y no causarte dolor (siempre y cuando lo que le pides no sea algo que a él le confronta y, si así fuera, tendría que comunicártelo porque quizás hay valores que para ti son esenciales en los que no estáis coincidiendo). Si aun sabiendo que te hace daño continúa con el mismo comportamiento (recuerda que tu pareja es libre de no querer cambiar), es tu responsabilidad decidir qué hacer, porque esta persona no te está respetando, cuidando ni valorando. Si te encuentras en esta situación, te toca preguntarte algo que escuece un poquito: ¿quieres estar al lado de alguien que no te respeta, cuida y valora?

El autocuidado y el respeto hacia una misma, como veremos en la última parte del libro, demandan mucha honestidad y, a veces implican tomar decisiones dolorosas. Pero cuando tú sabes lo que mereces y quieres, cada vez es más fácil ver con claridad lo que quieres y necesitas sacar de tu vida y tomar decisiones que vayan a tu favor. Así que revisa las creencias que tienes asociadas al hecho de cuidarte, priorizarte, a decir «no» y poner límites, y de la misma forma, observa cómo te relacionas cuando es la otra persona la que te pone límites.

Porque, normalmente, cuando nos cuesta poner límites, también nos cuesta aceptarlos. Nos sentimos con el derecho a exigir, y esto nos ocurre porque nos damos tanto y nos sacrificamos tanto en las relaciones que no comprendemos que la otra persona no haga lo mismo por nosotras (esto lo puedes aplicar a cualquier relación, no solo a la de pareja). Y yo te pregunto: ¿quién te ha pedido que lo des todo?

Si sientes que tus relaciones de pareja no están funcionando, pero te quedas y te sigues esforzando, sigues apostando por una historia que en realidad te está provocando más malestar que otra cosa. Seguramente te habías imaginado una relación mucho más sana y lo cierto es que hay un abismo entre lo que tienes delante de ti y lo que habías deseado, pero a veces te dices «tampoco estoy tan mal», «hay relaciones que están mucho peor» o «quizás yo pido demasiado». Si este es tu caso, siento que es muy importante que te hagas varias preguntas y que seas muy honesta y clara en las respuestas porque quizás a los demás los puedes engañar, pero a ti misma es complicado.

La primera pregunta es: ¿qué hace que te quedes en esa relación?

Quiero contarte algo que quizás tú ya sabes pero no te has atrevido a mirar de frente: querer a una persona a veces no es motivo suficiente para quedarte. Querer a otro lleva implícito algo muy importante: quiero algo de ti. Querer implica un movimiento hacia dentro, hacia ti, así que si esa relación te hace sufrir, te hace perder tu centro, te sientes ansiosa, sientes que no puedes ser tú... yo más que amor, lo que veo es necesidad. Yo lo que veo es: «tú me das algo que yo no me quiero perder», y es con esa parte de la relación con la que nos fusionamos. Tenemos la gran capacidad de buscar ese resquicio, ese espacio donde sí nos sentimos absolutamente conectadas con el otro, donde sí sentimos que podemos fusionarnos, y eso que hace que valoremos toda la relación por eso que sí nos da. Vivimos la relación en modo de espera, porque creemos que el cambio llegará, así que hemos normalizado el hecho de vivir así. Normalizamos tantas cosas que no son normales que acabamos construyendo relaciones realmente tóxicas.

Si te has visto en más de una ocasión (o quizás en este momento de tu vida) queriendo y esforzándote para que una relación funcione, cayendo en el autoengaño y justificaciones para seguir al lado de alguien, en primer lugar, quiero que seas muy compasiva con esa parte de ti. Y en segundo lugar, te recomiendo que respondas (mentalmente o por escrito) al siguiente ejercicio, para detectar qué necesidades emocionales estás tratando de cubrir con esta relación a través del otro y que quizás no estás sabiendo darte por ti misma.

EJERCICIO

Hazte las siguientes preguntas: ¿qué necesidad tuya está cubriendo tu pareja que hace que te quedes a su lado? ¿Estás asumiendo tu propia felicidad, o estás esperando que venga alguien de fuera a dártela?

Sé que, tras responder a estas dos preguntas de forma sincera, se están moviendo muchas cosas en tu interior. No quieras comprenderlo todo, déjate sentir los próximos días y observa cómo tu verdad va floreciendo. Pon la mirada en tu historia y observa qué te muestran de ti cada una de las personas que han sido significativas en tu vida, o qué te muestra de ti tu relación actual.

Ahora quiero que pienses en una relación que ya existe, una relación en la que sientas que algo no fluye, que no es tan sana como te gustaría. Te daré una pista: para que una relación sea sana, cada persona tiene que ocupar más o menos el 50% del espacio, tiene que haber reciprocidad y correspondencia (entre otras muchas cosas, pero hoy quiero que pongas la mirada en el espacio que tú ocupas dentro de la relación).

¿Cómo te estás relacionando tú y qué porcentaje ocupas? Es importante que lo sepas, porque la forma en la que te relacionas con los demás tiene un impacto directo en la respuesta de la otra persona.

Este ejercicio no es para que te culpes, sino para que empieces a vivir tus relaciones desde tu mujer adulta y te responsabilices de lo que se despierta en ti cuando empiezas a intimar con alguien.

Te pongo un ejemplo hipotético. Imagínate que dos personas se están conociendo. Una de las dos, tras varias citas, le escribe a la otra para quedar y ve que la deja en visto y no le contesta. La persona que envió el mensaje empieza a sentir ansiedad, inseguridad, dudas respecto a sí misma y ambivalencia respecto al otro. Siente que tiene que hacer algo para que la relación funcione. ¿Y qué hace? Empieza a controlar los movimientos del otro, a estar muy pendiente, a enviarle varios mensajes seguidos reclamando su atención. Empieza a tener actitudes marcadas por la prisa, la inseguridad y el miedo, a invadir el espacio de la otra persona, a estar pendiente de ella las veinticuatro horas del día. ¿Qué hace la persona que ha recibido el mensaje ante esta situación? Puede poner sus límites y decir: «Este es mi espacio», y obligar a la otra persona a volver atrás; o también puede, al sentirse invadida, retirarse cada vez más y, finalmente, sentir que no quiere estar en esta relación.

Llegados a este punto, la persona que demandó atención en primer lugar puede pensar que la otra persona se está retirando, que no está comprometida en la relación, etc. Puede que sí, pero también puede ser que esa persona esté poniendo sus límites al sentirse invadido. Y una actitud refuerza la otra: sentir el alejamiento todavía incrementa más la ansiedad y la prisa, y la necesidad de volver a sentir la conexión, y cuánto más demandada se siente la otra persona, puede que más necesite alejarse.

Con este ejemplo quiero que revises con cuál de las formas de actuar te identificas: o bien la más invasiva que necesita estar en control como respuesta a su propio miedo, no pone límites y deja que la otra persona marque el ritmo y no pide ocupar la parte que necesita por miedo a que a la otra parte no lo encaje, o bien la que respeta sus necesidades dentro de la relación y lo comunica. Una vez que hayas identificado tu rol, hazte la pregunta que te corresponda. Si te identificas con la parte más invasiva: ¿qué es lo que estás tratando de controlar por miedo? Y si te sientes más reflejada con ese estilo más permisivo: ¿qué es lo que sientes que le estás permitiendo al otro? ¿Cuáles son los límites que sientes que no estás poniendo en tu relación?

Sea cual sea el papel en el que ahora te sientes más identificada, recuerda que:

1. No hay nada que tengas que hacer para que la relación funcione. Si hay una pérdida de interés real por parte de otro, ¿para qué sigues en ella? (es importante que puedas diferenciar el esfuerzo del sacrificio).
2. Si la otra persona es clara, coherente y segura para ti, y aun así se despiertan en ti miedos, debes trabajarte tú (y estando aquí conmigo ya has iniciado este proceso).
3. No traspases tus propios límites para mantener una relación.
4. Si la otra persona no acepta tus límites, tienes una pista muy clara para ver en qué lugar se coloca, y darte cuenta de si es el tipo de persona que hoy eliges en tu vida. ¿Es así como te quieres sentir?

EL ESTILO PREOCUPADO EN LAS RELACIONES

Si estás bien en tu relación de pareja, lo sabes y lo sientes. Y, si no estás bien, lo sientes de la misma forma, pero ¿qué haces con ese sentimiento? Por lo general, si nuestra relación no va bien, nos contamos toda una historia para seguir en ella desde el miedo, el autoengaño y el «ya cambiará», «es que nos queremos demasiado», «no es para tanto», y la realidad es que nos creemos lo que más nos conviene para sostener una relación que no somos capaces de soltar. No te lo cuento para que te sientas mal por ello, sino todo lo contrario. Lo hago para que tomes conciencia, porque es algo que hacemos sin darnos cuenta para cubrir nuestra «necesidad afectiva», negando lo que ocurre y esforzándonos por controlarlo todo. De esta manera, dejamos de ver lo que la otra persona hace y empezamos a negarnos cómo nos sentimos ante esta realidad, lo que nos lleva a que cada vez estemos más desconectadas de nosotras mismas. Puede que esta estrategia te funcione durante un tiempo, pero te recuerdo que las emociones, por más que las tapemos, no desaparecen; todo lo contrario, acabarán saliendo en algún momento y de la forma menos esperada. Nos negamos que hay personas que aunque te quieren (a su manera) no te hacen sentir bien. Tus mínimos en la relación tienen que darse, de no ser así, comunícalo. Pero insisto, cuídate mucho de estas relaciones donde lo que para ti es básico, empieza a convertirse en algo puntual y extraordinario. Igual recibir amor, respeto y atención es lo mínimo que puedes esperar sin pedir de alquien que está a tu lado.

¿Por qué haces esto? Porque no quieres sufrir más y te da miedo aceptar la realidad. Además, sabes que si la aceptases, tendrías que tomar decisiones para las que a lo mejor no te sientes preparada. Y no pasa nada, también está bien así.

¿Para qué lo haces? Para evitar la soledad, para no perder todo lo que has construido, para no tener que empezar de nuevo desde cero, para no tener que conectar con el vacío, para no tener que prescindir de todas aquellas cosas que sí te gustan de esa persona. Justificas para no dar explicaciones a la familia, para no sentirte juzgada por los demás, para no sentirte de nuevo decepcionada contigo misma por no haber sido capaz de mantener esta historia. Quizá porque el miedo te paraliza y te ata a una persona que hoy, con todo, ya no eliges.

Así que te animo a que hagas un ejercicio de honestidad contigo misma y, si sientes que tu pareja no es tu lugar seguro, no es refugio para ti, lo sabes, pero tampoco quieres soltarla, pregúntate: ¿qué te estás contando para seguir ahí? ¿Qué es lo que sigues queriendo y no está ocurriendo? ¿Qué eliges hoy?

Quiero que te hagas todas estas preguntas porque quiero que te conozcas, porque siento que iniciamos las relaciones sin saber qué queremos, qué nos funciona a nosotras, sin conocer si quiera nuestra tendencia, nuestra manera de amar o nuestro estilo de apego. Con lo cual, irremediablemente, nos preocupamos al máximo por la otra persona para que la relación prospere y nos olvidamos de preocuparnos por lo más importante: nosotras mismas. Así que aunque sé que es doloroso, tienes que aprender a soltar a personas que hoy te hacen daño, porque no hacerlo, exponerte día a día a una relación que duele, puede ser muy devastador para ti y tu autoestima.

Necesitas conocerte y saber lo que de verdad es importante para ti, así que aquí te dejo un espacio para conectar contigo.

EJERCICIO

Enciende una vela o incienso, ponte ropa cómoda y encuentra un momento de silencio para cerrar los ojos, respirar hondo y, con las manos sobre el pecho o el vientre, enraízate a lo que tú quieres para después poder crecer. Durante esta meditación, te harás tres preguntas: qué quieres hoy para ti y qué es lo que comunicas al mundo, qué quieres de las relaciones y qué esperas de la otra persona, y cómo eres en tus relaciones y cuál es el papel que desarrollas.

En este sentido, me gustaría compartir la respuesta que muchas mujeres me han dado a la última pregunta que planteo, y quiero que observes si te representa: «Yo en mis relaciones soy la ansiosa/preocupada».

Sé que la respuesta te puede sonar algo fuerte, pero es bien cierto que muchas de nosotras vivimos las relaciones desde un estilo preocupado, con la necesidad de tener el control y que la otra persona nos corrobore constantemente que todo está bien, porque confiamos más en los demás que en nosotras mismas. Vemos a los demás más capaces, con lo cual creemos que necesitamos a otro para sentirnos bien, para funcionar en la vida. Experimentamos esa sensación constante de «yo sola no puedo», y, por este motivo, necesitamos que el otro llene nuestros vacíos, inseguridades y carencias.

¿Por qué vivimos las relaciones desde la ansiedad, el miedo y la preocupación? Lo cierto es que intervienen muchos factores y, para responder, voy a ser muy reduccionista, partiendo de la premisa de que no te conozco y trazando solo un mapa. La mayoría de las veces podemos observar que responde a dos casos generales: o bien porque de pequeña estuviste excesivamente protegida, o bien porque no te sentiste lo suficientemente acompañada y segura, y no aprendiste a confiar en ti ni a cuidarte.

Más adelante hablaremos con más profundidad de los estilos de apego. Ahora, de momento, solo quiero que recuerdes que la mujer que hoy eres mucho tiene que ver con tu historia, con tu infancia y con la forma en la que tú aprendiste a sentirte amada.

Si de pequeña estuviste muy sobreprotegida, de alguna forma no te han dejado explorar el mundo, resolver tus problemas, superar obstáculos y aprender de tus errores. Así que lo natural es que de adulta sigas buscando figuras de seguridad y protección que, al igual que tus padres, te resuelvan la sensación de inseguridad, porque has crecido con un sentimiento muy profundo que te dice que sola no puedes, y desde ahí puedes crear relaciones de dependencia.

En el otro caso, están las mujeres que sienten una necesidad muy profunda de sentirse amadas, de ser elegidas y de no sentirse abandonas. Se entregan y hacen lo que sea para que la otra persona les dé el cariño que nunca sintieron y, como no tienen un referente claro de lo que significa amar y ser amadas simplemente por existir, se esfuerzan en hacer para los demás, y dan mucho con el objetivo de lograr el amor que tanto anhelan. Sin darse cuenta, elegirán parejas que no las aman lo suficiente, porque en su historia de vida han entendido que el amor es justo eso y, a menudo, sucede que, si encuentran a alguien que las quiere de verdad, no se lo acaban de creer.

Inconscientemente, repetimos en nuestras relaciones el mismo vínculo que vivimos en nuestras relaciones más tempranas; es decir, elegimos a personas que nos hacen sentir exactamente igual que nuestros cuidadores. Y esto ocurre porque para nosotras es lo conocido, pues hemos aprendido a dar y a recibir amor, en base a cómo nos lo han dado y en la relación que vimos con nuestros padres. Es decir, tu modelo de amor es aprendido. Las creencias que tienes sobre el amor y las relaciones las has aprendido y, por ello, para ti será «normal» lo que te resulte familiar, aunque lo que sea «normal» no siempre querrá decir que te convenga. Así que si estás en una relación que te duele, donde no te sientes cuidada o en la que no puedes ser tú, pero es la única forma de relación que conoces, creerás que no hay nada de extraño en relacionar amor con dolor. Esta manera de tratarte te resulta familiar y te identificas con ella, y esto es muy peligroso porque ocurre de forma inconsciente.

Pongamos otro ejemplo: si a mí de pequeña me han dicho que soy muy quejica y que lloro por todo sin motivo (en mi familia ha venido muy bien este sistema para afrontar la vida), y cada vez que lloro me riñen, de adulta me voy a encontrar una y otra vez en relaciones de pareja donde siento que no puedo ser yo misma, porque si muestro lo que siento (la parte de mí más quejica en este caso), no me van a aceptar. Es lo que viví en mi familia siendo una niña y es lo que he normalizado en la adultez. Si en tu casa han penalizado la tristeza, ¿cómo te vas a atrever a mostrarte triste delante de tu pareja si nadie te ha validado (tampoco tu yo adulta) y ha dado permiso a esa tristeza?

Al leer estas páginas, tal vez no te identifiques con todo lo que comento o experimentes ciertas resistencias en algún momento, y está bien. No conozco tu historia y puede que no todos los escenarios que describo te representen, así que quédate con lo que sientas que te sirve y que hoy te puede ayudar. Yo solo te doy una pista de por dónde tirar y ejemplos prácticos que pueden servirte para conocerte y comprenderte. Lo que te comparto, lo he aprendido de mi formación, de mi propia experiencia y de muchas mujeres que he acompañado, y sé que cuando rascamos un poco y nos conectamos con nuestra verdad, casi siempre podemos llegar a la idea de que «Yo no soy suficiente», lo que hace esforzarnos muchísimo para ser aceptadas por los demás, poniendo nuestro valor en la mirada del otro. Esta forma de actuar aprendida te agota, y luego exiges porque sientes que todo lo que das no te viene de vuelta. Esto, a su vez, te genera ansiedad por la sensación de rechazo, de falta de atención, por exigirte mostrarte siempre perfecta y ser lo que crees que se espera de ti, por miedo a perder al otro o porque sientes que solo la otra persona puede calmarte, con su amor y atención.

Imagínate qué complicado sentir que solo estamos bien cuando la pareja está. Por eso es tan importante que aprendamos a regularnos y tranquilizarnos nosotras mismas. Qué pérdida de poder si cada vez que interpretas que hay una falta de amor sientes que te inunda el sufrimiento y que no lo sabes gestionar. Y como no lo puedes gestionar, necesitas que el otro haga algo para quitarte ese malestar cuando la realidad es que tú eres quien debe hacerse cargo y comprender qué es lo que te está doliendo en realidad. Necesitas darte cuenta de si lo que sientes es una respuesta natural a una amenaza real en tu relación o estás creyendo tus propios pensamientos sesgados, resultado de tus inseguridades y tu historia vivida.

En este sentido, nos encontramos con un gran tema, el de la intuición femenina, que es algo innato en las mujeres. La intuición no siempre tiene pruebas, pero se siente y es una parte nuestra que está muy conectada con el cuerpo. Escucha siempre tu intuición, pero estate atenta a esa fina línea que separa la intuición del miedo. ¿Cómo puedes saber si es miedo o intuición? Observa si lo que reclamas al otro es algo que siempre se ha repetido en todas tus relaciones, sintiendo que nunca te dan lo suficiente. Revisa tus creencias y en qué medida haces al otro responsable de tu felicidad. Si este patrón se repite y delegas en el otro, seguramente te estés dejando llevar por el miedo y no te estés escuchando. Entonces, lo que sientas no será fruto de tu intuición, sino de la preocupación y la ansiedad (el miedo suele ir acompañado de pensamientos en bucle que activan nuestra ansiedad).

Observa cuándo se dispara tu ansiedad, en qué momentos se siente más incómoda y qué necesitas para que desaparezca. Si tu tendencia es el apego ansioso (estilo ansioso y preocupado en las relaciones), seguro que cuando conoces a alguien enseguida te quieres vincular. No te arraigas a tus necesidades, a lo que tú quieres, y te acabas adaptando al otro sin preguntarte ni si quiera si la otra persona te gusta o te da lo que tú quieres y necesitas. Simplemente, te olvidas de ti, te enfocas en el otro y, si la otra persona se aleja, buscas como sea que regrese para evitar la sensación de abandono y rechazo.

Además, a la mínima que conectas un poco con alguien, te conformas porque también hay una sensación de falta de merecimiento, desde donde el resultado es el mismo: te adaptas porque no quieres perder lo que sí te da esa persona, que «es mejor que nada». Tal vez entonces vives la relación con la sensación de estar recibiendo migajas, pero te mereces vivir y relacionarte de otra manera. Todas necesitamos relaciones sanas. A nadie nos hace sentir en calma que no nos quieran bien.

Si estás transitando una etapa donde valoras finalizar tu relación y aparece la culpa. Recuerda que lo estás haciendo lo mejor que sabes y que todas las voces que hay en ti, de alguna forma, buscan lo mejor para ti. Ahora tú, desde tu mujer adulta y siendo muy amorosa contigo misma, estás tratando de comprenderlas. Date tiempo. Simplemente, quiero que observes que tú, igual que yo, eres responsable de seguir alimentando o no tu patrón, y de vincularte con personas que no se quieren vincular contigo.

Todas nuestras relaciones impactan en nosotras y pueden reforzar nuestro modelo mental (y la forma en la que nos percibimos), o pueden constituir nuevas experiencias vinculares seguras que nos sanan. Por ejemplo, si mi tendencia es ansiosa y me relaciono con una pareja no disponible emocionalmente, seguiré mostrando la versión de mí que está en alerta, que insiste, persigue y activa constantemente su sistema de apego (búsqueda de protección y seguridad), porque no confío en el otro y necesito ponerlo a prueba constantemente, y haré cosas para llamar su atención y sentirme importante. Al ser mi pareja una persona no disponible, me conectaré constantemente con mis heridas, lo que reforzará mi creencia de que no soy importante y valiosa, y que tengo que perseguir para que me quieran.

Si mi tendencia es evitativa y me relaciono con una pareja muy crítica, demandante, intrusiva o controladora, reforzaré la versión de mí que tiende a huir, a tomar distancia y a guardar silencio para no sentirse juzgada. En esta relación, voy a estar reforzando todo el tiempo que soy insuficiente, que nunca hago lo que se espera de mí y que nunca alcanzaré las expectativas de mi pareja.

El trabajo más bello que puedes hacer es comprometerte contigo misma a darte la seguridad que necesitas para elegir bien y ser coherente con lo que eres y sientes. Confía en ti, escúchate y no te dejes sola.

Cuando hablamos de apego, no quiero que tomemos de referencia la idea que promueve el mal llamado empoderamiento femenino que esconde el mensaje de que «tengo que ser una mujer fuerte y no necesitar a nadie» y de repente asociamos la idea de que el apego no es bueno, que no podemos necesitar, que no podemos sentirnos así. Hace unos días, una de las mujeres que acompaño me dijo: «Estoy conociendo a un chico y siento que pienso mucho en él, que tengo ganas de verlo, ¿Tengo dependencia? ¿Tengo un problema?». Quiero que pongamos matices porque siento que hay algo que estamos confundiendo. Siento que en la actualidad parece que está bien visto ser independientes emocionales y que esto de apegarse (el vínculo implica apego) no es bueno, que no tenemos que necesitar a nadie y que, si lo sentimos así, quizás es que no estamos empoderadas y necesitamos trabajarnos más, cuando la realidad es que el equilibrio está, como te contaba, en la interdependencia.

Hemos «aprendido» de forma teórica cómo tenemos que vivir y sentir las relaciones y, sin embargo, cuando estamos con alguien y no recibimos reciprocidad, sentimos ansiedad. Así que puedes darte cuenta del conflicto interno que llegamos a sentir: hemos aprendido que no deberíamos sentirnos de este modo, pero es justamente así como nos estamos sintiendo, y es por eso que pensamos, más de lo que nos gustaría, que quizá hay algo que no está bien en nosotras.

Es necesario dejar de demonizar el apego porque es imprescindible para vincularse, porque será muy natural que aparezca en la primera fase del enamoramiento, por ejemplo, donde nos invaden la fantasía y el romanticismo. El apego tiene mucho que ver con la idealización: nos apegamos a lo que una relación puede ser, a lo que nos imaginamos con la otra persona, etc. Y, a medida que pasan los meses, esto desaparece, pero si la relación es auténtica, el apego se convertirá en vínculo y dará paso al amor; sale la fantasía y queda el vínculo sano.

Entonces, ¿está mal echar de menos? Si en una relación hay correspondencia, ¿dónde está el problema? Si estás enamorada y estás viviendo una historia de amor maravillosa, vívela y siéntela. Para que una pareja se vincule necesita el apego, porque sin esta conexión emocional, no hay cuidado del uno hacia el otro. El problema surge cuando una cuida, pero no se siente cuidada. La diferencia para mí entre un apego sano y otro que no lo es, es la reciprocidad.

El tipo de apego que debemos revisar es el que se da cuando quieres algo que el otro no te está dando y sientes que no puedes soltar la relación.

«SIENTO QUE MI HISTORIA SE REPITE»

Si sientes que tu historia se repite, y una y otra vez das con parejas con un perfil muy similar, quiero que sepas que no es casualidad y tiene mucho que ver con el papel que desarrollas en cada relación. La pareja no se basa solo en la atracción, aunque muchas veces hayas dicho: «Siempre me atrae el mismo perfil de hombre». En realidad, se trata de un tema de complementariedad.

Lo que me encuentro normalmente es que las mujeres colocamos el foco fuera para explicar lo que nos ocurre a nosotras: «Mi problema es que siempre doy con hombres que no han acabado de soltar a su expareja, o que no quieren un compromiso, o que a los tres meses desaparecen, o que son muy inmaduros a nivel emocional».

Pero ahí no están las respuestas. Las relaciones que construimos tienen mucho que ver con la relación que tenemos con nosotras mismas. Cuando tu historia relacional se repite, significa que hay algo que debes hacer consciente que te lleva a recrear una y otra vez un tipo determinado de relaciones; es decir, algo que tiene que ver contigo. Si te dices que quieres tener una pareja estable y siempre te acabas vinculando con parejas inestables, ¿qué te puede estar pasando a ti? ¿Qué crees que muestra esto de ti? Si te dices que quieres una relación y te vinculas con alguien que ya está en otra relación, o que en este momento no quiere nada serio, es que estás aceptando una no relación y, por lo tanto no te importa alejarte de lo que tú deseas para ti.

Quizá ahora estés pensando: «Pero no es cierto, yo acepto esa no relación porque me encanta esta persona, pero realmente no busco una no relación». Entonces, yo te pregunto: ¿para qué te quedas ahí? ¿De qué quieres convencer a esa persona? ¿Quieres que cambie de opinión? ¿Sientes que, si te esfuerzas y tienes paciencia, te acabará eligiendo y esto te hará sentir valiosa? Lo sé, responder a estas preguntas es incómodo y requiere de mucha honestidad contigo misma, pero inténtalo: necesitas conocerte para saber y comprender qué es lo que te mueve.

> Tú te dices a ti misma que el problema es la relación, pero en realidad tiene que ver contigo, con la manera en la que te valoras a ti misma.

Sacas tus conclusiones tratando de explicar lo que te ocurre y te centras en la otra persona. Seguramente, estás siendo capaz de ver el síntoma (lo que se repite en tus relaciones), pero no miras en ti y no llegas a la raíz del problema. Simplemente lo que haces es «culparte» de que tus relaciones no estén funcionando, como si hubiera algo que no estás haciendo bien o hubiera algo de malo en ti. Y aquí de nuevo no te estás tratando bien si te dices a ti misma cosas como: «Nadie se quiere comprometer conmigo, el problema soy yo», «Soy muy ansiosa y tendría que fluir más», «Como no me quiero, nadie me puede querer» o «Soy muy intensa y asusto a mis parejas». Lo que yo quiero contarte para que seas más compasiva contigo es que lo que se manifiesta en tu vida como un síntoma tiene que ver con tu guion de vida, tu niña herida (tu parte más vulnerable que no se atendió), tus experiencias pasadas, tus expectativas sobre el amor y tu autoestima.

Vamos a seguir trazando este mapa juntas para llegar a la raíz de lo que se repite en tus relaciones. Por ello, quiero que observes dónde te colocas cuando empiezas a intimar con alguien, para que puedas entender por qué siempre acabas con el mismo perfil de pareja, aunque sientas que no es lo que te conviene y puedas ver cómo se trata de un tema de complementariedad. Es decir, si te colocas en tus relaciones como la «salvadora», darás con parejas probablemente poco maduras, con problemas por resolver y pocas inquietudes, donde tu función será resolver y anticiparte a sus necesidades. Si te colocas como la «ansiosa», darás con parejas huidizas y poco disponibles que te permitirán desarrollar tu papel de perseguidora y controladora al tratar de buscar el contacto con esa persona. Si te colocas como la mujer «perfecta», seguramente atraerás a personas que valoren de ti la parte más superficial.

Al principio de este libro explicaba que las mujeres, cuando iniciamos una relación, según nuestra tendencia y personalidad, solemos situarnos en uno de estos dos grupos (ocurre cuando nos relacionamos desde un apego inseguro y tenemos una autoestima bajita, tratando de sentirnos queridas de la misma forma en la que aprendimos). Te propongo que identifiques bajo cuál de estos dos roles actúas principalmente, para así determinar cómo podrías cambiar de papel en tu relación y evitar que tu historia se repita:

1. La que necesita al otro (dependiente). Son mujeres más sensibles y tiernas, con un corazón enorme, muy empáticas, que inician la relación con un sentimiento profundo de que no pueden estar solas y que necesitan verse a través de los ojos de alguien para sentirse especiales y valorarse. Se sienten ansiosas en sus

relaciones y con la necesidad de corroborar constantemente que todo está bien.

2. La que soluciona (codependiente). Son mujeres empoderadas, seguras y resolutivas, que se sienten bien estando solteras y disfrutan de su espacio e individualidad. Se sienten cómodas e importantes creando relaciones desiguales y colocándose por encima de la otra persona, guiándola y resolviendo sus problemas; ellas creen saber qué necesita el otro, pero a medida que la relación avanza, necesitan sentirse necesitadas y se van a esforzar muchísimo es mostrarse perfectas.

Siendo sincera, responde: ¿qué tipo de relaciones sientes que es más probable que va a construir cada una de estas mujeres? Yo te lo muestro:

1. La que necesita. Está constantemente pendiente del otro, su estilo afectivo es preocupado, siente que tiene que ser hipervigilante y tener el control dentro de la relación. No confía, siente que debe estar alerta porque, de lo contrario, la otra parte se va a ir y le va a fallar. Tiene un escaso concepto de sí misma y un alto concepto del otro; admira e idealiza mucho a la pareja y ella se coloca por debajo, creando relaciones muy desequilibradas y, desde ahí, se activan sus miedos, que se crean basándose en lo que ha vivido. Le resulta difícil encontrar a alguien que esté dispuesto a dar lo mismo que ella en la relación y atrae a hombres ambivalentes, que no saben lo que quieren.
   ¿Por qué ocurre esto si es justo lo que ella teme? Porque si ella se percibe como alguien preocupada y ansiosa y se visualiza así, para corroborar su propia teoría necesita vincularse con personas con las que se pueda preocupar. No es consciente de que ella misma, con lo que se cuenta, crea su realidad, porque en lugar de salir de cualquier relación donde siente que no hay reciprocidad, se queda e insiste para que la quieran.
   Ella siente que es realmente complicado encontrar a alguien que esté disponible.

Y no se da cuenta que duda tanto de sí misma, que no cree que haya nadie que se quiera quedar a su lado tal como es, así que se sigue esforzando mucho para que la miren.

2. La que soluciona. Es resolutiva, está segura de sí misma y siempre sabe qué hay que hacer. En su familia, cuando hay problemas, la llaman a ella para que los resuelva, y con sus parejas es igual. Ella les dice cómo tienen que ahorrar, les ayuda a buscar trabajo, les resuelve aquella incidencia con el teléfono, les reserva la habitación de hotel... En definitiva, ella guía al otro, se coloca por encima y no se da cuenta de que no es la madre de sus parejas, sino simplemente su pareja. Este ha sido su guion de vida y lo sigue reproduciendo en pareja, porque no sabe hacerlo de otra forma, y, hasta que no lo cambie, seguirá construyendo este tipo de relaciones.

   Lo que integró desde pequeña es que para que la quieran tiene que luchar, tiene que estar ahí para los demás, tiene que hacerlos cambiar: solo desde este lugar siente que tiene el control.

   Ella está cansada de dar siempre con parejas muy inmaduras a nivel emocional, de las que hay que tirar y donde ella tiene que encagarse de todo.

   Pero en realidad es ella quien busca este tipo de perfiles porque ser necesitada la hace sentirse a salvo y en control. Seguramente, una pareja autónoma que cubra sus propias necesidades, la haga sentir insegura y se active su miedo de no estar a la altura.

El apego ansioso casi nunca es la única causa por la que nos sentimos inseguras. No olvides mirar quién tienes a tu lado.

Ahora que ya puedes detectar cuál de estos dos patrones es el tuyo y qué se activa en ti cuando empiezas a vincularte con alguien, te animo a elegir pareja desde un lugar distinto para no seguir desplegando esta versión de ti, que realmente te hace daño y no te está funcionado. Comienza a hacer un trabajo profundo y, desde ahí, explorando tus miedos, empezarás a cuidar la intimidad contigo misma. Es importante que a la hora de contarte cuál es tu dificultad en las relaciones pongas el foco en ti, en tu historia, en tu verdad y comprendas por qué hoy te relacionas de la forma en la que lo haces. Solo será cuando ya no te preocupe que el otro se vaya o te necesite cuando empezarás a construir con personas que querrán lo mismo que tú.

Quiero recordarte que no tienes que convencer a nadie para que te quiera ni ser la lección de nadie. Para que comprendas y no repitas estos patrones, te propongo que realices el siguiente ejercicio.

EJERCICIO

Encuentra un momento de calma para estar a solas contigo misma y realizar este ejercicio. Durante el proceso, quizá sientas que algo se mueve a nivel emocional, así que no tengas prisa, tómate tu tiempo (días incluso) para este trabajo de introspección. Sigue mirando hacia dentro y traspasando capas para conocerte mejor. Te invito a dar los siguientes pasos:

1. Escribe en un papel el nombre de todas las personas (hayáis estado o no en relación) que para ti han sido significativas. Observa qué tienen en común, cuál es el perfil que se repite en todas ellas. A lo mejor tu primera respuesta sea: «No tienen nada en común», pero quiero que revises el rol que ocupan cada una de estas personas. Te doy algunos ejemplos: personas que te salvan, que te protegen, que te apoyan, que no se comprometen, que no te pueden dar estabilidad, que se sitúan por debajo de ti, que se muestran vulnerables y necesitan que las salves y eso te hace sentir segura, etc.
2. ¿Qué situaciones te activaban y te hacían sentir insegura? ¿Cómo era tu reacción? (Pensamientos, emociones, acciones.)

3. Ahora, describe con una palabra cuál ha sido tu papel en estas relaciones.
4. Cuando tengas determinados los roles de tus parejas y el tuyo en estas relaciones, responde con sinceridad a la siguiente pregunta: ¿qué tiene de bueno para ti engancharte a este tipo de perfil?
5. Con todos estos datos y la respuesta a esta última pregunta, reflexiona sobre la manera en la que te han dado amor o la manera en la que has conseguido sentirte amada, y observa qué patrones se han repetido, qué tienen en común y qué predisposición hay en ti para que ocurriera lo que ocurrió.

Como ya hemos dicho antes, los patrones que repites en tu edad adulta tienen que ver con lo aprendido y normalizado en tu niñez, así que, tras el ejercicio, analiza qué tiene que ver todo lo que hacías en tu infancia y de qué forma lo sigues reproduciendo hoy en tus relaciones; es decir, de qué manera buscabas amor y cómo lo haces ahora.

Muchas veces, sin ser conscientes, lo que estamos haciendo es tratar de resolver aquello que se nos resistió en nuestra historia de familia (ser vistas y amadas por papá y mamá, por ejemplo) con nuestra pareja actual, y es por este motivo que, cuando se genera un vínculo tan íntimo como es la relación de pareja, se reactivan nuestros miedos y buscamos de nuevo amor y protección como aprendimos a hacerlo de pequeñas. Todo aquello que tu niña vivió, todos sus anhelos y frustraciones, vuelven a aparecer, y como sentimos este malestar, creemos que es porque la otra persona nos hace sentir mucho, lo que hace que todavía la idealicemos más. Pero no tiene tanto que ver con la otra persona como con la capacidad que ha tenido para tocar tus heridas.

La pareja es un espejo que te proporciona información valiosa sobre ti. Tu compromiso es responsabilizarte de lo que te pasa cuando te vinculas en pareja. Céntrate en ti, porque si lo haces en otras personas, es natural que sientas pérdida de control. Lo importante no es qué personas aparecen en tu vida, sino dónde eliges poner tu energía cuando aparecen. Si sigues poniendo el foco fuera te darás cuenta de dónde quedas tú: en un lugar muy pequeño y nada importante, porque seguirás colocando a personas en el centro de tu vida y definiendo tu valor en base a lo que el otro te hace sentir. De esta manera, te sentirás perdida, te seguirás esforzando por conseguir el amor y la aprobación de la otra persona y, cuando te veas ahí, recuerda que sigues reproduciendo lo que a tu niña le funcionó, así que con mucho amor hacia ti y sabiendo que se trata de un proceso lento, porque llevas toda tu vida funcionando de la misma forma, pon consciencia y trata de soltar poco a poco ese patrón que se repite y que ahora seguramente ya has podido detectar, para empezar a construir las relaciones que mereces, sanas y nutritivas para ti.

Sé que no es fácil gestionar todo lo que se despierta en una misma cuando se está conociendo a una persona con la que se siente una profunda conexión. Casi parece inevitable el deseo de fusión con el otro, y es cierto que en los momentos incipientes en los que nos sentimos tan atraídas por la otra persona es precioso dejarse llevar, sentir y dejarse querer. Pero hay dos cosas que son muy importantes y que no puedes pasar por alto si quieres crear relaciones sanas y vivir tus relaciones desde tu mujer adulta. En primer lugar, elegir bien: huye de perfiles repetidos, ya sabes que no te funcionan. Si quieres una relación, elige a alguien que quiera lo mismo que tú. Y, en segundo lugar, reciprocidad: esto es cosa de dos, no lo olvides y no te agotes dando.

Tenemos cabeza y corazón para que podamos elegir y sentir las relaciones que más nos convienen. El amor no solo se siente, también se piensa. Por ello, te sugiero que reflexiones sobre lo que has descubierto en el ejercicio anterior y te des cuenta de lo cómplice que has sido al seguir recreando el mismo tipo de relaciones. Cuando decidas hacer algo distinto, hazlo por amor a ti. Y, en el momento en que empieces a ver en el otro actitudes que no te gusten, no las justifiques ni minimices y da importancia a aquello que para ti es importante. No lo obvies con frases como: «Es que lo quiero muchísimo», «Es que me hace sentir más que nadie», «Es que nunca había sentido nada igual», porque así te estás desprotegiendo y dejando sola. Si quieres que tus relaciones cambien, el papel que has tenido hasta ahora también tiene que cambiar, y podrás hacerlo cuando aceptes con amor todas las partes que hay en ti y te atrevas a mostrarte auténtica, siendo la mujer que hoy eres.

«NO CONSIGO LA RELACIÓN QUE QUIERO»

Son muchas las mujeres que se habían imaginado la vida, las relaciones y el mundo de un modo más sencillo, más hermoso, más pleno, y parece ser que, según nuestros planes, a cierta edad «ya tendríamos que haber cumplido algunos de nuestros objetivos». Sin embargo, la vida no tenía planeado ni la mitad para nosotras. ¿Te ves reflejada en esa sensación asfixiante de «ya voy tarde»?

Si tienes más de treinta y cinco años, sabrás perfectamente de qué te estoy hablando. Encima, si miras a tu alrededor y te comparas con otras mujeres que han logrado lo que tú deseas (y que no por eso son necesariamente más felices que tú, aunque no lo veas así), te recuerdas cada día que a todas les pasa menos a ti, y que por ello eres rara.

Si te has visto en esta situación, tranquila, no estás sola. Y, para comprenderla, vamos a poner un poco de orden con unas preguntas: ¿qué es exactamente lo que les pasa a todas menos a ti? Es más: ¿estás absolutamente segura de que a todas les pasa? Y, lo que es más importante (porque es donde nos perdemos): ¿qué es lo que quieres hoy para ti y qué es lo que comunicas al mundo? Porque si no comunicas lo que quieres, será todavía más complicado que suceda.

EJERCICIO

Haz una pausa y respira profundamente. Quiero que conectes con lo que realmente deseas.
«Lo que deseo para mí es...»
«Y lo que acabo consiguiendo es...»

Vamos a centrarnos en lo que deseas respecto a las relaciones de pareja, pero todo lo que te voy a contar, lo puedes aplicar a cualquier área de tu vida, a cualquier cosa que te gustaría conseguir (y es posible y realista), pero sientes que se te resiste. Quiero que seas muy honesta y revises si tiene que ver contigo que siempre acabes consiguiendo lo que no deseas y no te pase lo que quieres.

Sé que esto puede parecer algo rebuscado, pero es que, a veces, realmente nos da miedo conseguir lo que queremos. Me explico: tu anhelas una relación recíproca, donde te sientas querida, donde sientas que puedes ser tú, pero a la vez, ese nivel de intimidad implica mostrarte, y quizá, te sientes más cómoda contigo misma cuando no hay tanta profundidad, cuando no tienes que estar tan disponible, cuando no tienes que cambiar nada de tu vida, cuando no hay que tomar decisiones importantes... pero únicamente conectas con la sensación de que no acabas construyendo la vida y las relaciones que quieres para ti, cuando justo te está pasando lo que necesitas en este momento o para lo que te estás sintiendo preparada.

Quizá te cuentes que lo que quieres es una relación estable, pero la realidad es que una y otra vez te enganchas a personas que sabes que no te la pueden ofrecer. Es como si te estimulara más el reto de «conseguir» que crear una relación sana. Y, sin embargo, cuando aparece una pareja con las cosas claras, que te elige y te lo pone fácil, te echas atrás y sientes que no eres merecedora de ese amor sano y recíproco; aparece el miedo al compromiso y sientes que no sabrías gestionar la relación. O sea, no dejas que te pase lo que quieres que te pase y lo rechazas por miedo.

Está claro que todas estamos llenas de contradicciones, y esta que acabo de explicarte es una de ellas. Quizás ahora te cuesta comprenderla, es natural, pero tienes que escuchar a las diferentes partes que conviven en ti y preguntarte: ¿si yo siento que quiero una relación fácil en la que pueda ser yo misma, por qué me va a dar miedo en el fondo? Yo te respondo: por miedo a que vuelva a salir mal, por miedo a que esa pareja dispuesta a avanzar contigo, después de conocerte un poco más, decida dejar la relación, por miedo a volver a sentir el rechazo en tu cuerpo. Por eso eres tú la que rechaza la relación: es una forma de protegerte y evitar que ocurra lo que tanto temes.

Para comprenderte, de nuevo volveremos a poner el foco en ti. Lo primero que me gustaría que hicieras es que puedas decirte, de forma honesta y cuando te sientas preparada, lo que te ocurre realmente, hablando desde ti, desde tus miedos, desde tu vulnerabilidad que sigue necesitando que alguien le diga que es especial y adecuada. La respuesta que muchas mujeres dan es: «Me da mucho miedo que una posible pareja me quiera conocer profundamente porque siento que no voy a estar a la altura». ¿Por qué quiero que conectes con tu verdad y la aceptes? Porque si no te sientes preparada para exponerte y crear intimidad, vas a elegir parejas que no estén preparadas. Una atrae lo que proyecta y comunica. Por ello, asume tus miedos porque es importante conocerlos para comprender las relaciones que construyes.

Asimismo, es importante observar qué creencias limitantes tienes sobre la relación que quieres y sobre ti misma en esa relación, porque muchas veces no sabemos que las tenemos (aunque sean, inconscientemente, nuestra guía) y lo que hacemos una y otra vez es buscar confirmar que lo que nos contamos es cierto. Por ejemplo, si me cuento que soy muy intensa y conmigo nadie se queda, cuando entre en una relación evitaré mostrar esta parte de mí. Pero reprimir las emociones no es una buena estrategia, y en algún momento puedo sentirme desbordada y «explotar». Mi pareja puede no aceptar cómo he reaccionado, y es justo en ese momento cuando yo conecto de nuevo con mi creencia limitante de que cuando muestro mis emociones, alejo a los demás. De este modo, sigo reforzando mi creencia inicial y me esforzaré todavía más en no mostrar mis sentimientos.

El trabajo que te pido es que puedas hacer algo distinto y que seas tú, siguiendo este ejemplo, la que empiece a validar lo que sientes, que legitimes lo que necesitas, y que te sientas con derecho de comunicar lo que no está bien para ti en una relación. Tus emociones no te hacen demasiado intensa, sino humana, y si las sigues tapando, vas a enfermar. Así que no te juzgues por sentir y elige a personas que te validen, con las que sientas que puedes ser tú misma.

A continuación, te propongo que amplíes la información del ejercicio que te proponía en la página 103:

EJERCICIO

Quiero que vuelvas a leer lo que habías anotado en la pregunta: «Lo que deseo para mí es...» y con cada una de las respuestas, me gustaría que escribieras las creencias que tienes asociadas a aquello que quieres conseguir para ti. Esto te dará mucha información sobre tus teorías sobre el amor. Te pongo un ejemplo para que veas cómo hacerlo:

«Lo que yo deseo para mí es... una relación de pareja estable.»

Mis creencias son...

«Tener pareja te quita libertad.»

«A mi pareja le tengo que contar absolutamente todo.»

«Si tu pareja te quiere, tienes que ser su prioridad.»

«Cuando estoy en pareja, pierdo mi espontaneidad.»

«Tengo que tener sexo siempre que la otra persona quiera.»

«Cuando tenga pareja, entonces sí que me sentiré bien conmigo misma.»

Para identificar tus creencias, te ayudará mucho reconocer lo que en tu casa se ha opinado, la relación de tus padres, el papel que ha tenido cada uno de ellos, los mensajes que has recibido, etc. Es muy natural que tú reproduzcas lo que has visto en tu familia. Por ejemplo, si tu madre era una persona controladora, puede que hayas asociado amor con control y actúes desde ahí.

Ahora que hemos revisado juntas tus miedos y creencias con este ejercicio, me gustaría que reformulásemos lo de que no te pasa lo que quieres. Soy muy consciente de que existe una realidad y que no todo depende de ti. Pero vamos a centrarnos en lo que sí depende de ti y de cómo, sin darte cuenta, tú misma te quitas tu paz y vas creando «fugas de energía» que no te permiten ir a por lo que realmente quieres. Por ello, quiero que conectes con lo que realmente deseas y reflexiones sobre por qué no ocurre lo que tú esperas. Quiero que observes cómo te cuentas cuál es tu problema, y quiero que observes si hablas de ti o de los demás, porque de lo que se trata es que hables solo de ti. Además, quiero que te fijes en la cantidad de veces que utilizas el «Sí, pero... es que yo...» y excusas similares, que se centran en lo de fuera y no en ti. Porque así, de forma inconsciente, lo que estás haciendo es buscar argumentos para no cambiar y no sentirte tan incómoda por no ir a por lo que realmente te hace bien. Y sí, soy consciente de que el cambio nos produce inseguridad (¡a todas!), pero date cuenta de si es el miedo lo que hace que no te ocurra lo que deseas y te sigues quedando en tu lugar seguro, pero que no te llena.

Buscar excusas y autoboicotearnos es algo que hacemos a menudo para no enfrentarnos al estrés que produce el cambio. ¿Y qué sentido tiene que una misma se boicotee? A continuación, expongo algunos motivos:

- Te dices que lo quieres, pero no te sientes preparada, y el hecho de no exponerte te da seguridad.
- Por miedo a que no salga bien y decepcionar a los demás.

- Por tus creencias limitantes asociadas a lo que quieres conseguir.
- Por más que lo quieras, no sientes que lo merezcas.
- Por el miedo al éxito, porque sientes que eso no es para ti.
- No te das permiso a que te salgan bien las cosas.
- Para encajar y seguir perteneciendo al lugar en el que estás es mejor no cambiar.
- Por cómo te percibes y lo que te has creído de ti misma.
- No te legitimas para hacer algo distinto, y no te permites crear nuevas experiencias para ti.

La vida que construyes es una proyección de ti, de tus miedos y limitaciones. Tan solo cuando sientas en lo más profundo que algo es para ti, ocurrirá, porque irás a por ello.

Para interiorizar un poco más esto y que lo puedas aplicar a tu historia, quiero contarte el caso de Judit, una mujer a la que acompañé en mi programa.

> Ella me decía: «Siempre doy con chicos poco maduros, que viven con sus padres, con mucha inestabilidad económica o que todavía no se plantean ningún compromiso serio, aunque tengan más de treinta y cinco años. Siento que este estilo de vida hace que la relación no pueda avanzar como a mí me gustaría, que no podamos viajar juntos o planear demasiadas cosas porque no están en el mismo momento vital que yo. Y mucho menos pensar en tener familia. Intento ayudarlos porque veo su potencial, así que les echo una mano para que busquen trabajo, para que acaben ese máster, etc., porque, creo que si cambiaran esta parte de su vida, entonces sí que podría funcionar la relación».
>
> Judit dice que quiere una relación plena, fluida, con alguien con quien poder construir algo bonito y recíproco, pero una y otra vez acaba en la misma situación y, aunque ella intenta solucionarlo, el otro no cambia. Ella se pregunta: «¿Por qué no me pasa lo que quiero?». Y yo, para hacer que reflexionase, lo primero que le pregunté al res-

pecto fue: «¿Tú realmente quieres aquello que dices querer? Porque tal vez lo que te dices que quieres no es lo que quieres. O, al menos, no es exactamente como te cuentas que debería ser». Al oír mis palabras, Judit me miró con los ojos muy abiertos y me dijo: «Pues claro que quiero una relación».

¿Te suena el caso de Judit? Quizá tú también quieres una relación, pero siempre acabas en pseudorrelaciones, con personas que no están preparadas para tener nada serio. Es decir, en el plano de las relaciones, se repite que quieres A y consigues B, igual que le sucedía a Judit. Pero lo que ella no se había contado nunca en voz alta era que en sus dos relaciones anteriores se había olvidado de sí misma, había perdido su espacio y su individualidad, y había situado al otro en el centro de su vida. Sentía que su vida le encantaba cuando estaba sola y, cuando estaba en pareja, iba dejando todo aquello que tanto la llenaba. Había interiorizado que, si quieres al otro, lo tienes que hacer todo con él o ella, porque es lo que se espera de la pareja, que es lo que siempre había visto en su casa. Sus padres toda la vida lo habían hecho todo juntos, y su madre jamás se había ocupado de sí misma (ni tomar un café con las amigas). Judit se quejaba porque cada vez que empezaba una relación con un chico poco maduro tenía que hacerle de madre, pero en el fondo le venía bien esta inmadurez porque le permitía seguir disfrutando de su propia vida, de su espacio y de sus planes. En su interior, sentía que si la relación avanzase, tendría que dejarlo todo como hizo su madre.

Puede que estés pensando: «¿Por qué iba a dejarlo todo por tener pareja?». Porque ella sentía que no podía tener una relación sana en la que esto no sucediera, ya que nunca aprendió que podía elegir cómo vivir sus relaciones, y nunca había visto posible una relación en la que cada parte tuviera su propia individualidad, además de la vida en común.

Recoge lo que te sirva de la historia de Judit y revisa tus creencias, porque quizá hoy te alejan de aquello que dices que quieres y que no te ocurre. Y como esta conversación ya la he tenido antes con otras mujeres, sé que siempre suele venir acompañada de la siguiente reflexión: «Nunca me había planteado esto antes y es cierto que hay una parte de mí que silenciaba los miedos. Pero hay algo que para mí sigue siendo cierto: a pesar de todo mi esfuerzo por hacer que las relaciones funcionen (tratando que personas que no son para mí lo sean, ¡error!), siento que a mí nunca me escogen». Y esta primera afirmación viene seguida de: «Y ahora mismo no puedo sentirlo de otra forma porque esta es mi experiencia. Sé que soy una mujer que vale mucho, que tengo mucho que ofrecer, que soy atractiva e independiente, pero al final no se quedan conmigo. Siento que hay algo que echan en falta, e incluso que debe haber algo malo en mí porque, cuando me conocen, se van».

¿Te reconoces en estas afirmaciones? Si has respondido que sí, siento que de nuevo te estás poniendo en duda cuando el otro no te escoge, tratando de comprender por qué el otro no se ha quedado contigo y, en tu mente, una y otra vez, aparecen las siguientes preguntas, llenas de dolor y culpa: «¿Qué no hice bien?», «¿Qué me ha faltado?» o «¿Qué tendría que haber hecho diferente?».

La respuesta a estas preguntas es: ¡nada! Y quiero que lo recuerdes siempre. Lo has hecho lo mejor que has podido y sabido, y que no funcione no tiene que ver contigo ni con tu valía, sino con el proceso, ritmo, historia y heridas de ti y de esa posible pareja. Desecha la creencia que te dice que si eres lo suficientemente especial, alguien cambiará por ti. ¿De verdad crees que, sea cual sea el momento de su vida, si te muestras especial y única, el otro cambiará? Créeme: no. Es cierto que a veces parece que sí ocurra. Todas conocemos historias en las que, tras muchos años de idas y venidas y esfuerzo, una relación ha salido adelante (historias que, por cierto, refuerzan la teoría de «Quien la sigue, la consigue»), pero estas nunca son relaciones equilibradas, y en ellas, una de las partes, desde el principio, tendrá que tirar y sostener la relación constantemente. Personalmente, creo que la voluntad del otro no te la tienes que ganar, y que esta debe ser intrínseca a la relación. Si alguien quiere estar contigo, es porque tiene la voluntad de hacerlo; no tienes que obligarlo y cambiarlo.

El día que encuentres a alguien que sienta que eres su persona, no tendrás que hacer nada; ni pedir, ni complacer, ni mendigar, ni obligar ni cambiar. Simplemente, el amor sucederá. La voluntad de las personas tiene que ver con su propio proceso y momento vital, y tú no eres la responsable de convencer a nadie de nada. Así que sé clara con lo que quieres, reconoce los miedos que hoy puede que te estén limitando, y empieza a tomar decisiones que te acerquen a la vida que mereces. Es cierto que hay cosas que quizás no podremos conseguir, pero te prometo que conseguirás muchísimas otras.

«LLEVO MUCHO TIEMPO SOLA Y YA NO SÉ SI ES NORMAL»

Lo que es normal (y natural) para ti, solo lo puedes definir tú, porque solo tú sabes lo que necesitas y es coherente contigo. Tu ritmo no tiene por qué coincidir con el que la sociedad marca o el de tus amigas o el de tus expectativas, y es que no hay ningún molde en el que debas encajar: es tu vida y tú decides qué quieres y cómo vivirla. No necesitas tener pareja para estar en paz y armonía, solo te necesitas a ti. La realidad es que hay quien se sentirá realizada teniendo pareja y otras mujeres se sentirán igual de bien estando solteras. Tener pareja no es una obligación, aunque parezca que la sociedad nos empuje a ello. Puedes elegir.

Tal vez ahora, mientras lees este libro, estés soltera (que no es lo mismo que estar sola) y te sientas realmente bien, plena y en calma. Y, sin embargo, puede que, a pesar de todo, a veces aparezca la duda de si: «¿Estoy soltera porque en este momento de mi vida es lo que necesito, o porque en el fondo tengo miedo a volver a exponerme y sufrir en otra relación?».

Está bien que te hagas preguntas si llevas tiempo sin pareja. Encuentra un momento para estar contigo y sé honesta, porque es la única forma de averiguar si realmente haces lo que sientes o si, por el contrario, estás eligiendo desde el miedo.

En este apartado, partimos de la base de que no hay un ritmo más adecuado que otro, ni una edad en la que una ya no pueda estar soltera. Mi propósito es ofrecerte un mapa por el que moverte para resolver tus dudas, si es que las tienes, acerca de si llevas mucho tiempo sola porque quieres, porque no has encontrado a la persona adecuada o porque es tu forma de protegerte. Como siempre, las respuestas están en ti: si tú estás bien como estás, si sientes que esta situación es lo que te está pidiendo el cuerpo, sigue ahí. Si, por ejemplo, hace un tiempo que dejaste atrás una relación, seguramente necesites dedicar tiempo solo para ti, para darle un sentido a esa historia y poder cerrarla, lo cual es sano, natural y autocuidado para ti. No tendría sentido que ahora te exigieras estar abierta a conocer a gente, así que date permiso para tener esta etapa de estar sin pareja, que te está enseñando a estar bien por ti misma. A menudo, queremos pasar muy rápido a la siguiente relación para olvidar y no sentir. Pero al hacer esto, no tenemos tiempo suficiente para gestionar todas las emociones que han brotado en la historia anterior, así que una forma de protegerte y cuidarte es estar para ti.

Es importante recogerte: si necesitas ir hacia dentro, hazlo.

Por el contrario, puede que no estés en proceso de duelo por una relación pasada ni que quieras estar sola por ningún motivo particular. Estás bien y te gustaría abrirte a la posibilidad de conocer a personas nuevas, pero no puedes. Si sientes que ha pasado tiempo suficiente, pero estás bloqueada, seguramente tus miedos te han creado una coraza para que no te hagan daño y, de alguna forma, sigues conectando con un temor profundo que te vincula a tu pasado. Es cierto que si no te expones, no te harán daño, pero no sentir para no sufrir no es la solución para sanar.

Cuando hemos sufrido demasiado, sentimos que tenemos que protegernos para que no nos vuelvan a hacer daño, y vamos creando nuestros mecanismos de defensa para sentirnos a salvo y proteger nuestra parte más vulnerable. Vivimos con temor a volver a enamorarnos y no nos lo permitirnos. Si no nos vinculamos, no nos hacen daño, pero, de este modo, tampoco podemos ser nosotras mismas, ni conocer el amor ni sentirnos amadas ni cuidar. Nos contamos que solas estamos bien, y es perfecto si es cierto, pero si lo estamos haciendo desde el miedo y para protegernos, desde la idea de «sola me siento a salvo y siento que tengo el control», acabamos boicoteándonos de tal manera que nos bloqueamos a nivel emocional. Parece que hemos interiorizado que tener pareja desestabiliza, y desde ahí decidimos quedarnos solas.

Buscamos no sentir para no sufrir, pero esta falta de conexión también nos puede generar un vacío.

De modo que, si este es tu caso, no es de extrañar que trates de evitar las relaciones inconscientemente, y que encima te preguntes si es normal que lleves tanto tiempo sola cuando te estás autoimponiendo esa soledad por tu miedo a relacionarte.

Cuando estamos en una relación entramos en contacto con nuestra parte más vulnerable, con nuestros miedos más profundos, así que nuestra manera de protegernos es decir: «Me retiro ante la posibilidad de que me rechacen para estar bien conmigo misma». Esta postura es natural si has vivido historias que te han causado mucho dolor; tiene sentido que te cueste abrirte al amor, que conectes con todos tus miedos cuando aparezca esta posibilidad y que busques excusas para no vincularte en nuevas relaciones y te sientas bloqueada. Quizá todavía no hayas resuelto ciertas experiencias del pasado y esto hace que busques teorías (que para ti explican lo que has vivido) y que refuerzan creencias limitantes como «No vale la pena vincularse con nadie», «A mí siempre me acaban haciendo daño» o «A mí no me pasa lo que a las demás». Pero esto son generalizaciones de tus experiencias concretas como respuesta a hechos que a ti te han dolido. Si no confías en que pueda haber una relación nutritiva para ti, es natural que no te quieras exponer, y esta falta de confianza nos dice que sigue habiendo miedos que hacen que te aferres a estas creencias tan desadaptativas. Si te cuentas que estar en pareja es igual a sufrimiento, será natural que lo evites.

Cuando el miedo es excesivo, nos bloquea y evita que nos expongamos a situaciones que en el pasado nos han hecho daño. No obstante, hoy tienes recursos y sabes más que esa tú del pasado, así que debes confiar en ti. Hay dos cosas de las que puede que te estés olvidando y me parece muy necesario recordarte. En primer lugar, que de cada relación pasada has obtenido un aprendizaje y hoy sabes mucho más de ti misma que antes, de modo que tienes herramientas para cuidarte y elegirte. Y, en segundo lugar, si sientes que hay algo en tu vida que se repite una y otra vez, quizá hay algo de lo que te tienes responsabilizar y resolver tú.

Sé que ahora puedes estar pensando: «Lo siento así porque esta ha sido mi experiencia: cada vez que he estado en pareja me he desestabilizado, he dejado de ser yo, lo he pasado mal y no quiero verme de nuevo así». Esta puede que sea tu historia, pero cada una de tus relaciones del pasado te pueden enseñar algo de ti misma sobre lo que no has reflexionado y, tal vez si ahora las revisas una a una, observes lo que tienen en común y puedas ver que no pusiste límites, que no cubriste tus necesidades o que entraste en una relación con la autoestima baja.

Realiza este ejercicio e identifica lo que tuvo que ver contigo para que la historia fuera como fue. Si hoy sabes lo que para ti es importante y esencial, sabrás ser coherente contigo misma y cuidarte la próxima vez que inicies una relación con alguien.

EJERCICIO

Para que puedas seguir conociéndote, te propongo que te hagas las siguientes preguntas, con sinceridad, buscando en tu interior:

¿Qué sientes que te han mostrado de ti tus relaciones anteriores? ¿Qué harías diferente en tu próxima relación? ¿Confías en que exista para ti una relación sana y que te llene?

Además, aunque hay una parte de ti que desea estar en una relación, otra parte tiene miedo a las posibles consecuencias de que eso suceda, miedo a que te vuelvan a hacer daño, miedo al rechazo, miedo a una posible ruptura, miedo a perder tu individualidad... y puede que lo estés evitando. Aunque una parte nos diga que queremos vincularnos y así lo sentimos, hay otras partes que quizá no quieren. Te preguntarás cuáles son esas partes y por qué te boicotean. Pues bien, pueden ser partes de ti que, sin necesidad de haber vivido algo traumático o impactante y como consecuencia de tus propias experiencias, sostengan creencias como que no hay hombres o mujeres que quieran comprometerse, que el mercado está fatal y que es imposible encontrar a alguien, o que no hay nadie que merezca la pena.

Quizás te has creído algo sin cuestionarlo porque es más fácil creérselo que revisar nuestros roles, patrones, partes y formas de actuar. Y si tú ves el mundo desde esa mirada, ¿cómo vas a encontrar a una persona que quiera comprometerse si crees que directamente no existe o que nos le interesas?

Otro motivo por el que puede que te estés autoboicoteando es que tengas el nivel de exigencia muy elevado. «Es que es demasiado alto», «Es que habla muy rápido», «Es que no le gusta ir al cine»... Sé que hay aspectos que son imprescindibles para ti y tus requisitos son importantes y necesarios, pero ¿realmente es esto lo que te está impidiendo vincularte?

Además, también es importante recordarte que es más fácil encontrar personas que no encajen con nosotras que personas que sí lo hagan, porque la realidad es que son muchas las variables que tienen que alinearse para que dos personas conecten.

Puede que la protección, el sabotaje y las creencias que me impiden encontrar a alguien provengan de experiencias del pasado.

Como conclusión, te diría que, en ocasiones, necesitamos revisar creencias, heridas y protecciones para comprender por qué nuestras relaciones no funcionan o ni si quiera las tenemos, pero en otras simplemente no es el momento; a veces, aunque queramos, necesitamos tiempo. No siempre estamos preparadas para gestionar nuestra vida y abrirnos a una relación y esto no dice nada de nosotras, simplemente que estamos en nuestro proceso y que necesitamos estar con nosotras mismas, así que vamos a darnos este permiso desde la serenidad y la calma con nosotras, que también es precioso aprender a estar bien solas.

«QUIERO TENER PAREJA»

Llegadas aquí, deseo que sientas cómo poco a poco vas conectando con tu poder personal, te comprendas, validas lo que sientes y seas cada vez más clara con lo que quieres para ti.

Hasta ahora, has revisado y afrontado tus miedos, conocido algunas de tus partes, escuchado tus contradicciones, apreciado lo bonito de estar a solas contigo y ser más compasiva contigo misma.

No te impacientes con todo aquello que todavía no está resuelto en tu corazón, irás sintiendo tus respuestas poco a poco. No tengas prisa. Estás aprendiendo a estar contigo y a escucharte. Es importante, como ya te he comentado, validar todas las partes que hay en ti, y quizá en este momento hay una parte que siente que quiere y desea tener pareja. Y es perfecto. Yo también, al menos en este momento.

La opción de querer tener pareja es igual de válida que elegir estar sola. Si estás en esta situación, te dejo cuatro reflexiones que es importante que tengas en cuenta.

Primera reflexión: honra el deseo de estar en pareja

Que quieras vivir tu vida en pareja con alguien que te cuide, te acaricie el pelo cada noche, hable contigo durante horas de tus inquietudes, te abrace cuando estés baja de ánimo y te aporte seguridad y calma en tu vida no significa que seas dependiente ni que estés idealizando desde la carencia.

Se está impulsando tanto el empoderamiento, el estar bien solas, el no necesitar a nadie, el cubrir nuestras necesidades, que poco a poco parece que estamos creando una nueva moralidad que siento que también hay que revisar y sobre todo entender desde qué lugar se dice. Si tú quieres y deseas compartir tu vida con alguien, es lo más natural y eso no te convierte en una mujer poco evolucionada ni por desearlo eres una mujer incompleta. Ese es tu anhelo y tienes que honrarlo; la próxima vez que tengas a una persona delante, debes sentir de forma clara lo que quieres y ser capaz de comunicarlo, porque si no confiesas eso que quieres, es difícil que te acerques a ello.

Entonces, si querer tener pareja es algo natural (¡y no tenemos por qué sentirnos incompletas para desear compartir nuestra vida con alguien, esto es otro mito que tenemos que revisar!), ¿cuál es el mensaje que hay detrás de tanto empoderamiento? El empoderamiento no va de «no necesitas a nadie, sé feliz tú sola», va de que recuperes tu poder, de que te responsabilices de ti. Va de «sé feliz en tu vida hoy y después elige bien a la persona con la que quieres compartir». Va de aprender a estar bien contigo misma, a acompañarte en tus procesos, a saber disfrutar de tu soledad y de estar contigo. Va de que te sientas plena y completa, de que tu vida te encante.

Para ello, es necesario que trabajes para saber cuánto mereces, pero no lo hagas esperando que la vida mañana te ponga delante a la persona perfecta, sino confiando que a ti te va a pasar porque en lo más profundo sientes y confías en ti. Esto es empoderamiento: recuperar tu poder y saber tu valor.

Segunda reflexión: esa tú que tanto te gusta cuando estás enamorada ya está en ti

Muchas veces queremos tener pareja, pero, en realidad, lo que anhelamos es sentirnos bien con nosotras mismas. Asociamos tener pareja con una yo que brilla, más espontánea, motivada y positiva, que se siente querida y vista, y que desprende otra energía. Sentimos que nos acercamos a nuestra yo ideal y esto nos llena de energía y hace que nos sintamos plenas. Así que, como en pareja te gustas más, quieres tener pareja para volver a enamorarte de ti misma. Te encanta esa tú ideal que proyectas a través de las historias de amor que vives, y te encanta esa parte de ti que empiezas a ver a través del otro. Es precioso que otra persona active una parte nuestra más amorosa, tierna, sensible, divertida... Pero todas esas cualidades ya están en ti. Así que recuérdalo cuando conectes con la idea de que tienes miedo a que termine una relación por dejar de sentirte así, porque esta también eres tú.

Esa parte de ti que brilla al lado de tu pareja eres tú. Esa mujer está en ti, así que, en lugar de sobrevalorar a tu pareja por todo lo que desprendes cuando estás a su lado, reconoce como tuyo algo que ya has experimentado y que ya tienes en tu interior.

Creemos que solo al lado de la pareja (o de una persona determinada) volveremos a sentirnos así, y no es cierto. De hecho, pensar así hará que te sientas agarrotada, que vayas por la vida apagada, sin desprender todo el amor que ya está presente en ti. Porque sí: tú eres amor y mereces recibir amor, y tienes la capacidad de cultivarlo de dentro hacia fuera.

Revisa si crees que el amor solo se puede recibir de una pareja, porque no es cierto: se puede dar entre amigas, contigo misma, etc. El problema surge cuando nunca lo has experimentado por ti misma y esperas que una única persona, cubra todas tus necesidades. Es cierto que hay una parte de amor romántico que no te va a poder dar una amiga, pero si no te sientes amada, revisa qué personas están cerca de ti. Cuando sentimos esa sensación de vacío, aparece la necesidad de sentirnos recogidas y amadas, y nos podemos sentir así con nuestra red de amigas y cultivar el bienestar con y sin pareja. Hay que revisar muy bien con quién compartimos nuestro tiempo, con quién conectamos y quién nos puede acompañar cuando sentimos este vacío, porque si nos rodeamos de las personas correctas, es probable que nos sintamos llenas de amor.

Por todo lo anterior, me gustaría que rescataras la parte de ti que se ha sentido poderosa, bonita, con ilusión y motivación por la vida en un momento en el que no necesariamente haya habido una persona a tu lado, sino que simplemente quizás te sentías agradecida por tus amistades, por tu trabajo, por un proyecto nuevo, y que observes cómo te sentías en aquel momento respecto a ti misma, respecto a lo que la vida te estaba regalando, qué había diferente en ti.

Igual estás pasando una etapa soltera y este momento te está enseñando a estar bien por ti misma, a conocerte, a aprender cosas de ti y a estar bien sola. En este sentido, te propongo el siguiente ejercicio.

EJERCICIO

Hazte las siguientes preguntas: ¿tu vida te gusta cuando estás soltera? ¿Tienes una red de mujeres que te apoya y que te hace sentir plena? ¿Qué personas de tu vida hoy te están aportando algo y cuáles no? ¿Qué te ha ayudado en otros momentos a estar mejor cuando te sientes sola? Recupera los recursos que ya están en ti.

Es muy importante que puedas identificar las diferentes parcelitas que hay en tu vida y empieces a cuidar aquellas que quizás para ti son importantes pero dejaste de atender. Quiero que tu vida te estimule con y sin pareja; que puedas hacer todo lo que tanto te gusta y sacar la parte de ti que tanto admiras.

También me gustaría insistir en la importancia de tener personas en tu vida con las que te sientas valorada, querida y cuidada, y que sean un refugio para ti cuando las cosas se ponen complicadas. Personas con las que puedas compartir tus preocupaciones, en las que puedas apoyarte, que te respeten y respeten tus límites, se alegren contigo de todo lo bonito que te ocurre, te cuiden cuando estás triste, con las que veas que puedes ser tú y no te sientas juzgada.

Crear esta red de apoyo es una prioridad para todas nosotras, y cambiará cómo te sientas en tu día a día.

Tercera reflexión: cuando sientes que no confías (especialmente en ti)

Muchas veces, nos decimos que queremos tener pareja, pero en realidad no confiamos en que exista alguien para nosotras: no confías ni en la vida, ni en los hombres y mujeres ni en ti misma. Sí, has leído bien: ni en ti misma.

Sientes que, si te muestras, te volverán a hacer daño, y que cuando empiezas a vincularte te abandonas y no quieres volver a vivir así una relación. Crees que no puedes vivirla en calma porque tu interior está lleno de dudas sobre tu valía y te cuesta mostrarte o no agobiar al otro con tus inseguridades. No confías que tú puedas vivir una relación plena. Pero tu verdad es que quieres estar con alguien que se implique, se exponga y que no tenga miedo. Quieres todo eso, así que no te conformes con otra cosa. Que no haya ocurrido hasta ahora, no quiere decir que no vaya a pasar.

Tú pides intimidad, pero la primera que no se muestra eres tú.

EJERCICIO

Este ejercicio necesita de mucha sinceridad. Responde con tranquilidad a las siguientes preguntas. Vamos a ver cómo te percibes a ti misma cuando tienes delante de ti cualquier oportunidad de cambio, de crecer o mejorar. Hazte las siguientes preguntas: ¿qué piensas de ti cuando empiezas a conocer a alguien? ¿Qué piensas de ti cuando te ofrecen ascender en tu trabajo? ¿Qué piensas de ti cuando valoras crear tu propia marca? ¿Qué piensas de ti cuando miras de reojo la vida de una amiga?

Te hago estas preguntas porque tu forma de valorarte y confiar en ti misma no solo se manifiesta en las relaciones de pareja, sino que te acompaña en más ámbitos de tu vida.

Recuerda que el concepto que tenemos de nosotras mismas se fue construyendo desde niñas, y a pesar de que hoy somos mujeres adultas que hemos conseguido terminar una carrera, liderar un trabajo, emprender un proyecto, superar una ruptura, ser independientes a nivel económico, etc., en ocasiones nos cuesta reconocer nuestros logros, nuestro valor y nuestros talentos, y en nuestro fuero interno, frente a determinadas personas y situaciones, sentimos cosas como que: «No soy importante», «No valgo lo suficiente», «Hay algo en mí que no está bien», «Siento que sola no puedo» o «Las demás son mejores que yo». Cuando tú te identificas con eso, cuando no confías en ti misma, es así como te vas a mostrar al mundo y es desde ahí que vas a ir tomando decisiones y eligiendo tu vida, con ese miedo siempre a que «nos descubran imperfectas».

Y sentirás el vacío, es señal clara cuando hay una falta de conexion con una misma. Te muestras segura pero aquí dentro, en tu cuerpo, se siente bien distinto. Cuando tú sientes esa falta de valía y de confianza hacia ti misma, cuando sientes que «no eres suficiente», estoy segura que aparecerá la autoexigencia.

Puedes darte cuenta de que estás en la autoexigencia porque sentirás que te estás esforzando demasiado en todo lo que haces para obtener la validación externa (de tu pareja, en el trabajo o de tu madre) según las expectativas depositadas en ti.

- Te esforzarás con tu pareja, siendo perfecta y adaptándote siempre.
- Te esforzarás en el trabajo, trabajando en exceso y asumiendo más responsabilidades de las que te tocan.
- Te esforzarás con tus amigas, siendo la que lo organiza todo, aun sintiéndote muy cansada.
- Te esforzarás con tu madre, tomando decisiones que reafirman lo que ella espera de ti.

Te esfuerzas para buscar el reconocimiento porque no confías en que te quieran simplemente por ser quien eres. Pero lo cierto es que, como hemos visto, al no mostrarte, no generas intimidad ni vínculos profundos, de modo que nadie te conoce de verdad y te sientes vacía.

Revisa cómo la forma en la que te percibes a ti misma te puede limitar a crear la vida y las relaciones que quieres. Confía en ti y deja de hacerte daño.

Cuarta reflexión: necesitas ser la prioridad de tu pareja

Cuando pensamos en iniciar una nueva relación, podemos conectar con la parte de nosotras que desea vincularse con alguien para que sentirse radiante y disfrutar de ese momento de conocerse, o bien podemos conectar con la parte de nosotras que se pierde en las relaciones y las vive desde la ansiedad y la preocupación, lo que hará que te cierres a la posibilidad de una nueva relación, para quedarte segura donde estás. Todo esto ya lo hemos tratado en puntos anteriores y espero que, en este momento, ya puedas conocerte un poco más y ver cómo funcionas en tus relaciones.

Me encuentro con muchas mujeres que, cuando están en una relación, necesitan sentir que son la prioridad de sus parejas siempre. Parten de la siguiente idea: «Si decides tener pareja y a esa persona la quieres y te importa, va a ser tu prioridad y, si no, pues no estés en pareja». Esta idea tiene una parte cierta y otra falsa. Estoy de acuerdo en que si elijo tener pareja, debo darle un espacio a esa persona en mi vida, y, por supuesto, nunca hay que olvidar las bases que tienen que existir para que la relación pueda avanzar (las recuerdo porque parecen muy obvias, pero la mayoría de las veces las olvidamos: reciprocidad, equilibrio entre dar y recibir, interés mutuo y coherencia entre lo que expresamos y hacemos), pero querer estar con la otra persona no implica en absoluto que esta sea mi prioridad, siempre y en cada momento. Tenemos que encontrar el equilibrio entre la autonomía y la cercanía, así vamos a construir relaciones sanas.

Y quizá ahora piensas: «Noemí, qué poco romántica eres». Pero no tiene nada que ver con el romanticismo. Si piensas que cuando alguien te quiere te debe priorizar en todos los momentos y ámbitos de su vida, van a pasar dos cosas:

1. Si estás con una persona sana que mantiene su propio espacio dentro de la relación, tu nivel de ansiedad se va a disparar mucho cada vez que haga planes con otras personas o quiera pasar tiempo en soledad, porque lo vas a interpretar como que prefiere hacer otras cosas y no estar contigo porque no le importas. Recuerda que lo que te hace sufrir no es lo que sucede en sí, sino lo que te dices en relación con lo que sucede.
2. Vas a dejar de lado todo aquello que te encanta de tu vida, porque ahora todo tu tiempo se lo quieres dedicar a la otra persona para que se dé cuenta de que la quieres (o eso te dices a ti misma). Al actuar así, te abandonas y te dejas sola. No te aísles ni te encierres con una única persona.

Si tú lo dejas todo, le exiges al otro que también lo haga, y, sin darte cuenta, te enredas en un juego de poder basado en que: «Si me quisieras, lo harías por mí», que resultan muy tóxicos e injustos para ti y para tu pareja. Este tipo de dinámicas solo nos lleva a relaciones que se sostienen desde el miedo, la necesidad y las creencias distorsionadas sobre el amor romántico que necesitamos revisar.

En una relación sana, existe el equilibrio entre priorizar a tu pareja y priorizarte a ti. Que estés en pareja no implica que todo tu tiempo, energía y vida y gire alrededor de esa persona.

«TENGO PRISA Y QUIERO QUE ESTA RELACIÓN FUNCIONE»

Soy mujer y tengo cuarenta y un años, así que por mi propia experiencia y por lo que he visto de las historias de las mujeres a las que acompaño, conozco la prisa por conseguir la vida que tanto hemos idealizado, y que pensamos que deberíamos haber alcanzado ya a una cierta edad (es lo que se ha esperado de nosotras). En mi caso, mientras escribo estas páginas, no tengo el deseo de ser madre, pero soy mujer y sé lo que es que una desee de forma muy profunda crear una familia y sentir que no puede, mientras que el resto del mundo parece que sí. Es una sensación de fracaso cada vez más presente por no ser madre, sentirte un fraude como mujer porque, al fin y al cabo, es lo que te parece que se espera de ti.

Es lo que tú esperas de ti; como si en la vida ya estuviera escrito de serie lo que tenemos que ser y hacer para alcanzar la felicidad. Por favor, vamos a cuestionaros todas estas ideas que nos señalan cuál es el camino correcto para cada una de nosotras, porque ¿de verdad tú y yo necesitamos absolutamente lo mismo? Estoy segura de que no y de que este plan ideal que nos han impuesto socialmente no va a funcionar para todas, porque cada una tiene sus inquietudes, valores y, sobre todo, su propio ritmo.

Con la pareja sucede lo mismo que con la maternidad: hemos aprendido (o estamos aprendiendo) a estar bien sin pareja (que no es lo mismo que estar solas), pero, de alguna forma, nos sentimos incompletas y muchas veces pensamos que necesitamos a otra persona para estar tranquilas y sentirnos a salvo. Hay una parte de ti que sigue esperando, como si hubiera algo en ti que todavía no está completo. Y es natural que lo sientas así, aunque no sea cierto, porque vivimos en una cultura en la que a las mujeres se nos ha hecho creer que solo podemos funcionar bien al lado de un hombre, donde nos han hecho creer que para ser felices tenemos que ser dos y en la que nos han enseñado a cuidar, pero no a cuidarnos. Sé que estas ideas pueden sonar de otra generación, pero todavía hoy nos siguen condicionando.

Nos preocupa perder el tiempo por miedo a no ser capaces de alcanzar ese ideal, por miedo a que los demás puedan pensar que, si no lo conseguimos, quizá es que hay algo de malo en nosotras, y convivir con esta idea es muy doloroso. Tenemos prisa para que esta relación funcione y sea la definitiva; prisa por sentirnos plenas, completas, en calma, seguras y felices. En resumen: prisa por sentirnos queridas y amadas, por querer de una forma recíproca, correspondida, porque alguien nos haga sentir a salvo, por pertenecer y ser lo que se espera de nosotras. De este modo, las mujeres seguimos mirando hacia fuera y no nos damos cuenta de que seguimos tratando de complacer porque en el fondo nos da más miedo estar solas de lo que nos gustaría reconocer.

Es perfecto que tú sepas lo que quieres para ti, pero lo que no quiero es que te trates mal o te sientas una fracasada por no haberlo conseguido en los tiempos que tú habías planeado. ¡Como si fueran objetivos que dependen de ti sola! No quiero que tu voz más crítica cuestione tu propio valor por no estar en el lugar en el que te han dicho que deberías estar. Cuestiónate la idea de «vida perfecta» y conecta con lo que quieres tú, pero no dejes de valorar todo lo que hoy tienes y todo lo que ya has conseguido y no te creas, si tu vida no te gusta hoy, que cuando llegue esa persona entonces sí serás feliz.

Debemos tener cuidado con la idea de creer que siempre estaremos mejor en el siguiente lugar, en el siguiente trabajo o con la siguiente pareja porque, mientras sigas sosteniendo que tu felicidad está en otro lugar, siento que ella nunca estará donde tú estás ahora mismo. Así que ponte metas en la vida, elige tener pareja si así lo sientes, pero cuídate en tu propio proceso, ten mucho cariño, paciencia y mimo contigo y con tu ritmo, porque la vida irá haciendo pausas. No todo depende de ti y puede que lo que hoy anhelas, lo consigas o no en otro momento, pero no por criticarte va a cambiar algo, solo vas a lograr sentirte más insegura y ansiosa.

Lo más importante es que puedas observar desde qué lugar eliges tener una relación: desde la necesidad y la prisa por no quedarte sola y hacer lo que se espera de ti, o desde el amor y las ganas de compartir tu vida con otra persona. Observa también cómo es la espera a que la relación aparezca: si es desde la presión o desde la ilusión. Por ello, te recomiendo que respondas con sinceridad a las preguntas del siguiente ejercicio.

EJERCICIO

Quiero que tomes conciencia y observes desde qué lugar pretendes empezar una nueva relación de pareja. Si es desde el deseo de conocer a alguien o si es desde el miedo a quedarte sola. Para saberlo, te dejo algunas cuestiones sobre las que puedes reflexionar: ¿para qué necesitas que aparezca esa persona? ¿Qué sientes que no está funcionando en tu vida para tener prisa por encontrarla? ¿Desde qué lugar deseas empezar una relación? ¿Cómo es el día a día que tú construyes?

Lo que a menudo me llega de todas las mujeres que acompaño es la necesidad de lograr «su plan de vida» a través de la pareja. Su idea es aferrarse a ese plan de vida creyendo que, si lo logran, entonces sí se van a sentir plenas, satisfechas y en calma. Se lo creen tanto que resulta realmente complicado soltar el control porque sienten que solo así, cumpliendo lo que para ellas (o para la sociedad) debería ser, van a conseguir sentirse de una determinada forma. Pero lo cierto es que no lo sabemos. A lo mejor, cuando hayas dado todos los pasos que marca la hoja de ruta que te has marcado, sigues con la misma sensación de vacío. A veces, la vida que te has ideado no habla de ti, sino de lo que se espera de ti, y colmar las expectativas de los demás no hará que tu malestar se silencie.

Esta prisa suele darse sobre todo al inicio de una relación, cuando estamos conociendo a alguien y queremos saber si la otra persona nos elige. Porque, si bien es cierto que puede ser una etapa muy bonita, en la que descubrimos a la otra persona, nos sentimos radiantes, buscamos la fusión con el otro y se disfruta de la sexualidad, nos sentimos conectadas de una manera muy profunda y las emociones se viven intensamente, también lo es que muchas de nosotras lo pasamos realmente mal porque se activan todos nuestros miedos e inseguridades. Así, vivimos estos inicios desde la ansiedad y la prisa, porque necesitamos que la otra persona nos elija para sentirnos reafirmadas y saber que somos valiosas, porque solo así nos vamos a sentir seguras y recuperaremos nuestra calma. Cuando lo vivimos así, a menudo cometemos el error de poner el foco en la otra persona y olvidarnos de lo que verdaderamente es importante para nosotras. Nos hacemos continuamente preguntas que nos generan ansiedad y nos impiden disfrutar del proceso, como: «¿Le gusto?», «¿Quiere algo serio conmigo?», «¿Cómo actúo para que se enamore de mí?», «¿Tengo que frenarme? ¿Lo estaré agobiando?», «¿Es bueno que le escriba yo primero?», «Yo ya quiero tener sexo, pero ¿y si piensa que voy muy deprisa y luego pierde el interés?». De este modo, no se disfruta, te vuelves muy dadora, haces méritos para que no te dejen y olvidas que el inicio está pensado para crear las bases sobre las que construir lo que quieras tú.

Así que, en vez de dejarte llevar por las prisas del inicio de la relación, pregúntate qué quieres y comunícalo. Cambia el foco y ponlo en ti, porque las preguntas que deberías formularte para recuperar tu poder personal y tu seguridad son las siguientes: ¿puedes ser tú misma con esta persona? ¿Te sientes cuidada? ¿Te gusta cómo te sientes cuando está y cuando no está? ¿Sientes que hay reciprocidad y coherencia en esta relación? ¿Sientes que esta persona es segura para ti? ¿Te interesa el tipo de relación que te ofrece? ¿Esta persona cumple tus estándares?

No estamos acostumbradas a acompañarnos así, a tener una buena relación con nosotras mismas, y este debe ser nuestro compromiso: cuando conoces a alguien, recuérdate que tú también puedes elegir y marcar el ritmo. Es más, tienes que elegir, porque no se trata de que alguien se quede contigo, sino de que, aunque tú no te quieras incondicionalmente, sepas qué mereces y no aceptes otra cosa a pesar de tus miedos e inseguridades. Poner el foco en ti es lo que te llevará a vivir tu relación con más seguridad y sintiéndote infinitamente mejor.

Resumiendo, la prisa y la ansiedad aparecen porque sientes que cuando logres un objetivo que te has marcado alcanzarás la felicidad y te sentirás bien contigo misma, y curiosamente, relacionas el éxito de tu vida con tener pareja. Para que no te condiciones de este modo, me gustaría que te cuestionases qué es realmente una vida de éxito, pensando en ti misma y no en otras personas. Porque tu plan de vida no solo tiene que ver con tus relaciones, también debe incluir muchos otros aspectos distintos, porque si para ti una vida plena solo pasa por tener pareja, el hecho de no llegar a conseguirla te va a condicionar mucho en todos los demás ámbitos de tu vida. Así que hoy te invito a que ajustes tus expectativas a tu realidad actual, y que puedas verte y darte cuenta de cómo te relacionas con cada una de estas partes. Deja de exigirte, porque siempre va a haber cosas que no dependan de ti.

Recuerda: tu vida la vas construyendo tú. Deja de preguntarte qué esperan el mundo o los demás de ti y pregúntate qué quieres tú. Ahora visualiza esta supuesta vida que quieres y responde a las siguientes preguntas.

EJERCICIO

Hazte las siguientes preguntas: ¿cómo serás consiguiendo la vida que has planeado para ti? ¿Qué te pasará si no logras la vida que has planeado para ti? ¿Realmente te apetece tener pareja o necesitas tener pareja?

Si te encuentras en este momento de sentir prisa por tener pareja y sientes que necesitas tener a alguien a tu lado para sentirte completa, estoy segura de que lo que realmente precisas en este momento es estar sola para reconciliarte contigo misma, sanarte y comprenderte. Necesitas ser capaz de trascender tus miedos por ti misma, estar contigo, conocerte y aprender cosas de ti. Muchas veces necesitamos la soledad para aprender algo de nosotras. ¿Qué sientes que tienes que aprender tú?

COMO SI TENER PAREJA NOS COLOCARA EN UN LUGAR SUPERIOR

Una de las chicas a las que acompaño en mi programa grupal compartió lo siguiente: «Yo sé que no es así, pero a veces llego a pensar que hay algo de malo en mí, que tengo alguna tara y por eso no me quieren. Leo en la mirada de los demás cierta pena y compasión, como si por el hecho de no tener pareja hubiera algo defectuoso en mí. Me encuentro a mí misma justificándome ante los demás por no estar en pareja, como si su vida fuera mejor y yo tuviera algo que resolver». Y es que cuando nos percibimos de esta forma, siempre aparecen dos mensajes claros y opuestos que nos han transmitido, y con los cuales nos hemos identificado (y nos hemos creído sin cuestionar): el de «Eres demasiado...» o «No eres lo suficientemente...». Por ejemplo, eres demasiado exigente o intensa, o no lo suficientemente cariñosa, guapa o interesante.

En algún momento de nuestra historia, nos han hecho sentir inadecuadas, por ello es importante revisitar nuestro pasado para darnos cuenta de qué experiencias nos han hecho daño, para poder trabajarlas y descubrir qué emociones, creencias y comportamientos han resultado de ellas, y ser capaces de dar un nuevo sentido desde la mujer adulta que hoy somos. A ti no te falta ni te sobra nada. De hecho, estoy segura de que eres una mujer que tiene muchísimo para ofrecer. Igual sí eres exigente, pero es que elegir a una persona que entre en tu burbuja necesita de esa exigencia, porque en tu casa no entra cualquiera, igual que en la mía. Y no debemos sentirnos culpables por expresar lo que queremos, por ser claras, y elegir una relación que realmente nos sume, o por seguir solteras (y bien a gusto) si no encontramos la persona que nos hace sentir como nosotras queremos. Suelta la culpa y ten siempre en cuenta que no todo vale y que no tiene sentido intentar estar en pareja a cualquier coste.

Pero, claro, cuando casi todas las amigas están en pareja, tus padres te recuerdan que quieren ser abuelos, el precio del alquiler es casi impagable cuando una vive sola, y, además, nos tenemos que enfrentar a comentarios con los que nos sentimos señaladas y cuestionadas, al final dudamos de nosotras mismas, empezamos a tratarnos mal y a tener un diálogo interno muy crítico. Creemos lo que nos dicen y reforzamos los mensajes que siendo niñas recibimos y nos hicieron sentir insuficientes: «Tu sigue así de exigente, que te vas a quedar sola toda la vida», «Te voy a presentar a un amigo de mi novio, a ver si con este te sale bien», «Con lo guapa que eres, no entiendo por qué no tienes novio», «Como eres así como eres, no se quedan», «Así no vas a conocer nunca a nadie», «Eres demasiado sincera y los asustas», «Nada te sirve», etc.

Cansadas de escuchar estas y otras frases que nos hacen sentir muy inseguras y nos hacen mucho daño, parece que la única solución es que alguien nos elija para entonces sentirnos válidas y que el resto del mundo vea que somos queribles (y poder silenciarlos y dejar de sentir que debemos estar siempre justificándonos).

Da la sensación de que, como mujeres, lo que demuestra al mundo nuestro valor es el hecho de tener pareja. Seguimos sosteniendo la etiqueta de que «hay algo de malo en mí» cuando pasados los treinta no tenemos una relación estable o un proyecto de vida que se enmarque dentro de «lo normal». Como si el proyecto más importante de nuestra vida fuera casarnos y formar una familia, sin importar cuáles sean realmente nuestras prioridades y estilo de vida que nos funciona. La sociedad, tus padres, tus amigas, etc., te dicen que para ser feliz necesitas poner a alguien en el centro de tu vida (y, por supuesto, ese alguien no eres tú), te corroboran que esto es lo normal. Lo «normal» igual te sirve a ti, pero no a mí, quizá lo «normal» a ti no te sienta bien o igual lo «normal» nos fuerza a aceptar unas condiciones con las que algunas no nos sentimos cómodas. Así que no dudes de ti y conecta con lo que tú quieres, con la mujer que tú eras antes de que te dijeran quién tenías que ser, hacer, pensar y el estilo de vida que tenías que llevar.

Querer tener pareja es maravilloso, pero creer que pareja es igual a felicidad, a sentirnos completas, realizadas y a, entonces sí, alcanzar una posición social determinada y la vida soñada, es idealizar demasiado. Una pareja sana te va a sumar felicidad, pero tu compromiso principal pasa por estar bien contigo misma sola o con pareja, y que tu vida te guste hoy. Asociar que solo podemos sentirnos amadas y valoradas a través de una pareja nos ata a relaciones en las que no estamos bien, y vivimos nuestra vida de puntillas, esperando a que venga alguien a salvarnos. Y no, nadie tiene que salvarte, ya estás tú para eso.

Siento que, aunque las mujeres cada vez estamos más comprometidas con nuestro desarrollo personal y nos sentimos más empoderadas, una parte de nosotras sigue conectando con el mandato social que dice: «¿Qué te pasa que nadie te elige?». Es un mandato social que te manda que cambies para que te quieran, porque la soltería debe ser un momento de transición que tienes que resolver. Como si la autorrealización y el bienestar de cada una de nosotras solo pasara por tener pareja, y esto nos colocara en una posición superior. ¿Pasa lo mismo con los hombres? La respuesta es que no. Bajo la herencia de la cultura patriarcal, a las mujeres se nos sigue educando para que nos elijan, y a mí me gusta pensar que estamos aprendiendo para para descubrir modelos que rompan con lo que hemos heredado. Esto es una lucha de todas, así que mientras tanto, mirémonos con admiración entre nosotras, como mujeres completas que somos, porque la realidad es que tener pareja o no, no te define ni te hace mejor ni peor, que nadie te haga sentir mal por ello, ni siquiera tú misma.

REINTERPRETANDO TU MODELO DE AMOR

Hemos visto que entendemos el amor de forma muy similar a cómo lo experimentamos en nuestra infancia. Aprendemos a vincularnos, relacionarnos y amar en las primeras etapas de nuestra vida, y esos primeros años marcan nuestra forma de funcionar en las relaciones y la manera en la que buscamos sentirnos amadas y validadas.

> Hoy tu mujer adulta sigue buscando el amor de la misma manera que lo obtuvo siendo una niña.

Por este motivo, es muy importante que conozcas tu modelo de amor, porque solo así podrás comprender y entender los patrones que hoy se repiten en tus relaciones y podrás hacer consciente lo inconsciente, y así poder elegir para ti algo diferente desde tu mujer adulta, elegir lo que quieres y te conviene.

Tu concepto de amor se ha generado en dos direcciones: la relación que viste entre tus padres y la forma en la que tú aprendiste a dar y recibir amor de niña. En función de estos dos bloques, has construido tu modelo relacional desde el que te vinculas hoy con tus parejas actuales. De modo que clarificar estos dos puntos te dará mucha información para entender a la parte de ti que se activa cuando aparece una posible pareja, porque tú vas a reproducir aquello que es conocido para ti, aquello que integraste emocionalmente.

Para conocer tu modelo de amor aprendido y que hoy sigues perpetuando en tu edad adulta, te recomiendo que hagas el siguiente ejercicio. Contesta de forma sincera y por escrito las siguientes preguntas para volver a las respuestas siempre que lo necesites, e identificar qué carencias y necesidades no se cubrieron en tu infancia, y que sigues buscando en tus relaciones actuales.

EJERCICIO

Hazte las siguientes preguntas: ¿qué modelo de pareja viste en tu casa? ¿Qué rol ocupaba tu madre y qué rol ocupaba tu padre? ¿Reproduces alguno de estos roles, o adoptas un perfil opuesto para sentirte a salvo? ¿Cómo entendiste tú el amor? ¿Qué es aquello que sientes que te faltó y hubieras necesitado a nivel emocional?

Estas respuestas te aportarán mucha información sobre lo que has aprendido que debe ser una relación de pareja, lo que se espera de ti dentro de una relación, qué puedes esperar del otro, y qué es aquello que emocionalmente has entendido como «normal». Aunque hoy puedas incluso decirte que te hubiera encantado que en tu casa las cosas hubieran sido distintas, inconscientemente vas a ir a buscar aquello que te resuena. No tiendes a hacer lo que quieres, sino a recrear aquello que te resulta familiar; ya que reproducimos aquello que hemos visto, no aquello que sentimos que es adecuado para nosotras. Para llegar a este punto es necesario haber tomado consciencia. Para tomar consciencia de ello, las respuestas del ejercicio anterior te ayudarán a reconocer en ti tus propios patrones, creencias y necesidades, y poder trazar un puente entre la niña que fuiste y la mujer que eres hoy.

En las relaciones de pareja, al ser los vínculos más íntimos y tiernos, conectas con tu niña herida, con la parte de ti más vulnerable, con tus inseguridades, con todas las necesidades no satisfechas y la necesidad profunda de tu niña de que le digan: «Mi amor, eres especial». Por ejemplo, si aprendiste a sentirte amada a través del esfuerzo, es decir, en tu guion de vida aprendiste que si sacabas la mejor nota de la clase, te recompensaban, o si eras una hija perfecta, te sentías reconocida, cuando algo sea fácil, vas a sentir que eso no es para ti. Puede que por ello te embarques en relaciones muy complicadas, porque has aprendido que si te esfuerzas, consigues que te quieran. Pero el amor, cuando es amor del bueno, es fácil.

Pongo otro ejemplo: si tuviste una madre a la que siempre veías envuelta en problemas y triste, aprendiste que, aunque a veces como niña quisieras jugar y ser espontánea, no debías hacerlo para no molestar, porque lo más importante para ti era que ella estuviera bien. De este modo, aprendiste que para contentar a mamá debías complacerla, y por ello anteponías sus necesidades a las tuyas. Como consecuencia, en la actualidad, seguirás priorizando las necesidades de los demás para buscar su amor y aprobación.

En la misma línea, también podría ser que siendo una niña, o como resultado de tus primeras relaciones, aprendieras que tenías que dar mucho para poder recibir algo, aunque fuera poco, o incluso nada. Tal vez las personas que querías eran algo distantes y frías contigo, y no te mostraban su afecto si no mostrabas antes interés y te esforzabas por llamar su atención. Así que interpretaste que el afecto de los demás se consigue con un esfuerzo previo, siempre por tu parte. Seguramente, aprendiste que no era suficiente solo dar, sino que, en la mayoría de los casos, tenías que ser complaciente y renunciar a tus necesidades para sentir cerca a los demás y no crear conflictos. Y así aprendiste a entregarte, a dejar de lado tus valores y necesidades, a hacer lo que se esperaba de ti y a dar sin límite, a amar hasta que doliese.

Y, sin saberlo, empezaste a construir tu idea del amor sobre los siguientes mitos del amor romántico:

- Vinculamos amor con lucha y esfuerzo.
- No somos personas completas y necesitamos a una pareja para sentirnos seguras, queridas y válidas.
- El amor se siente con mucha intensidad y duele.
- Tenemos que darlo todo para que nos quieran.
- Si ponemos límites, nos quedaremos solas.
- Si nos mostramos tal y como somos, nadie nos va a querer.
- Nuestra opinión no es importante; nuestra pareja (o los demás) saben más que nosotras.
- La pareja tiene que ser nuestra prioridad.
- Nos adaptamos al otro, recortamos nuestras necesidades y silenciamos nuestras emociones para ser adecuadas, con el fin de preservar esta relación y no crear conflictos.
- Por amor, haremos sacrificios, como actuar en contra de nuestros valores o dejar de lado nuestros objetivos personales y profesionales.
- No brillaremos demasiado para no incomodar a nadie.
- Tenemos que hacerlo todo con nuestra pareja.

En definitiva, puede que, en algún punto de nuestra vida, hayamos aprendido que el amor es igual a sacrificio y entrega, incluso a pesar del riesgo a perdernos, y que el amor justifica el hecho de olvidarse de una misma, si esto significa seguir en una relación, ya que el amor lo puede todo.

Pero no es así. El amor no consiste en renunciar a tus necesidades, ni en dejar de lado tus valores ni en dar sin límites y amar hasta que duela. Tampoco necesitas que nadie venga a rescatarte (tampoco funcionaría), tú eres responsable de tu propia vida. No existe la persona perfecta para ti, ya que todo el mundo tiene sus luces y sus sombras, pero eso no significa justificar lo que te hace daño, pues tienes derecho a sentirte segura y cuidada en tus relaciones. Lo que sientes ahora no durará para siempre, y es que el sentimiento va cambiando con el tiempo, el enamoramiento es solo una fase más en una relación. Y, finalmente, el amor no lo puede todo, solo es una variable más en el entramado de una relación; la voluntad, el respeto, la honestidad y el compromiso, entre otros, son igual de importantes.

El amor no es dolor. El amor no es renunciar constante y sistemáticamente a tus necesidades.

La mayor parte de las creencias que tenemos sobre el amor no son conscientes. Esto significa que ni siquiera nos damos cuenta de que existen. Las hemos absorbido de nuestros padres, abuelos y amigas, y nos han sido mostradas en cuentos, películas y en todas las historias que fueron contadas una y otra vez sobre el amor. Muchas veces pasan desapercibidas pero son tu guía a la hora de relacionarte. Hacer conscientes tus creencias hará que puedas ver si son o no válidas para ti, si están en coherencia con tus valores y si implican expectativas realistas sobre las relaciones. O si, por el contrario, se sustentan en la idea del amor romántico que acabamos de ver.

Para revisar tus creencias y darte cuenta de cómo te muestras en tus relaciones, te propongo que hagas el siguiente ejercicio.

EJERCICIO

Revisa de nuevo la lista en la que indico algunos mitos del amor romántico e identifica bajo qué creencias estás funcionando en tus relaciones. Añade alguna más, si así lo sientes. ¿De qué forma has aprendido a compensar para que te quieran?
Por ejemplo: «Para que me quieran, suelo poner siempre buena cara, o intento no incomodar a nadie, o me muestro fuerte, o tengo paciencia, o resuelvo los problemas de los demás», etc.

La respuesta a la última pregunta puede ser tu guion de vida. Adoptamos uno siendo niñas, uno u otro en función de nuestras creencias, las conclusiones a las que hemos llegado respecto a nosotras mismas y a los demás, basándonos en nuestra propia experiencia. Es la forma, te recuerdo, en la que aprendimos a sentirnos amadas, reforzando la parte de nosotras que sentimos que era aprobada y silenciando la que sentimos que no era adecuada. Pero tú no eres tu personaje y el verdadero trabajo consiste en no identificarte con él. Tu mujer adulta necesita darle permiso a tu niña para que sea ella misma y para eso debes saber y sentir que esta manera de funcionar te ha hecho sentir a salvo hasta ahora, pero hoy a ti y a tu niña os hace daño porque no te permites simplemente ser tú. Sé que te puede costar desprenderte de este guion, pero debes hacerlo muy poco a poco aunque te sientas incómoda, insegura y desnuda en algún momento. Como ya dijimos, quizá a alguien no le guste tu cambio, pero te mereces ser tú y que te quieran, no porque cumplas unas expectativas, si no por quien eres, eso es lo que te va a llenar.

Cuando hablo de la niña, es una forma metafórica de hablar de nuestra parte más auténtica, nuestra parte más vulnerable que necesitó esconderse por no sentirse aceptada, hablo de esa parte que duele por no haber recibido todo el amor, cuidado y protección que necesitamos. Tienes que darle a tu niña lo que necesita y, para eso, tienes que estar en contacto contigo misma, escuchar su historia y expresar lo que ella necesitó y validarla. Hoy la que tiene que tomar la responsabilidad y hacerse cargo de ti eres tú. Solo así podrás construir relaciones sanas y construirte como adulta, recogiendo a tu niña y no dejándola sola y haciéndola sentir inadecuada.

Cuando sabes quién eres y te sientes importante y valiosa por ti misma, si aparece en tu vida alguien que te resulta complicado, ambiguo o que no te da una relación recíproca, no sientes la necesidad de esforzarte para que vea lo maravillosa que eres y te valore, porque sientes que no lo merece, te va a dejar de interesar. Si una y otra vez te enganchas a lo complicado, debes revisar tu modelo de amor, porque un amor sano es un amor fácil (como verás en el próximo capítulo), y en él las dos personas hablan el mismo idioma y sienten que no deben invertir grandes dosis de energía ni sacrificios para que la relación avance.

Así que deja de corroborar tus propias teorías que no te están funcionando y reinterpreta tu propio modelo de amor. Sé la protagonista de tu vida. Date cuenta de qué es aquello que hoy ya no te sirve, y trabaja las creencias que sientes que te dificultan crear relaciones sanas en la actualidad. El objetivo de este apartado es que te responsabilices de lo que te está pasando en pareja.

Cuando te esfuerzas en conseguir el amor, estás reproduciendo lo que a aquella niña le funcionó.

Insisto: el amor no lo puede todo, y es así porque la otra persona tiene sus propias motivaciones personales, sus heridas, su historia, su propio proceso, y el otro es responsable de su sanación, no tú, como tú eres responsable de hacerte cargo de tu propia historia y saber lo que quieres y necesitas. Muchas veces ocurre que, cuando escuchamos hablar de relaciones tóxicas, no nos sentimos identificadas. Pero es importante observarse sin juicios y ver si quizá estás invirtiendo demasiada energía en tus relaciones o has normalizado dinámicas que hoy te hacen daño. Debemos revisar qué es lo que no nos ayuda a crear vínculos sanos, las creencias inconscientes que tenemos sobre el amor, nuestro estilo de apego y nuestra autoestima. Quiero que revises si:

- Priorizas las necesidades del otro por encima de las tuyas.
- Comprometes tus valores y creencias solo por buscar su aprobación.
- Cierras tu círculo de amistades y familia, y te centras exclusivamente en tu pareja.
- Te quedas en la relación sin importar las consecuencias a nivel de bienestar y salud mental.
- No pones límites y, si lo haces, tú misma puedes traspasarlos.
- Toleras comportamientos que te hacen daño.
- No tomas decisiones por tu cuenta para así evitar enfados o peleas.
- Cuestionas tu realidad constantemente, creyendo que el problema lo tienes tú.
- Tú misma invalidas lo que sientes.

A veces invertimos tanta energía en hacer que una relación que no nos hace sentir bien funcione, que llega un momento que sentimos que hemos dado tanto que no estamos dispuestas a renunciar a ella, y aunque el amor nos duela, no queremos soltar. Buscamos que todo lo invertido venga de vuelta, y precisamente muchas veces todo lo que hemos invertido hace que la otra persona se vaya, porque cuando hay un desequilibrio entre dar y recibir, la relación se deteriora y créeme que tú no puedes poner de más para compensar lo que la otra persona no pone, así no va a funcionar.

Normalmente, el problema no eres tú ni la otra persona, sino que os encontráis en un momento vital distinto, donde cada uno estáis preparados, queréis y podéis ofrecer más o menos, y esto tampoco lo puede cambiar el amor. Si en la relación, el que puede ofrecer cinco recibe ocho, le va a parecer demasiado, y a nadie le gusta sentirse en deuda. Así que seguramente se irá porque no se siente capaz de sostener lo que recibe, y mucho menos devolverlo. Sin embargo, nosotras entendimos que si damos más y con paciencia, la otra persona lo acabará valorando, y no es así. Porque no se trata de lo que hagas tú, se trata de lo que necesita la otra parte.

Sé que ahora puedes estar pensando: «Yo lo doy todo porque soy así, es mi forma de querer». Sin embargo, la única relación desinteresada y desigual es la que existe entre padres e hijos. No tiene sentido que, en una relación de naturaleza equilibrada entre dos personas adultas en la que existe correspondencia e interés mutuo, tú estés dando más y te digas que no estás esperando nada a cambio. Si estás constantemente dando, si sientes que sostienes la relación y que lo que ofreces no viene de vuelta, sentirás que la otra persona no te valora y se va a generar malestar, y será muy natural que lo sientas así.

Entendamos que no hay que dar sin recibir. Un amor sano es un amor recíproco.

Un amor sano es un amor recíproco, y además lo tienes que recibir de una forma que a ti te sirva y lo sientas equilibrado, si no, puedes caer en la trampa de justificar al otro bajo la premisa de que no te quiere como a ti te gustaría, pero es su manera de amar.

Deseamos relaciones en las que queramos y nos sintamos queridas, en las que nos sintamos a gusto y en las que estemos exentas de grandes pasiones y vaivenes emocionales, que nos desgastan, consumen la energía y nos quitan nuestra calma. Por ello, debemos reinterpretar nuestro modelo ideal de amor y lo que queremos para nosotras cuando estamos en pareja. Te propongo que empieces a valorarlo haciendo el siguiente ejercicio.

EJERCICIO

¿Cómo vives tus relaciones?

1. Recogiendo el histórico de parejas que has hecho, observa:
   a. ¿Qué cosas esperabas?
   b. ¿Qué recibiste?
   c. ¿Qué aspectos fueron positivos y negativos en todas estas relaciones?
2. Este ejercicio sirve para ver qué tipo de vínculos has construido en tu vida y observar tu tendencia; es decir, cómo tiendes a elaborar tus relaciones. Identifica qué historias fueron solo una atracción, enamoramiento (idealización) y cuáles se construyeron desde una base sólida de amor.
3. Anota los ingredientes de tu manera de amar actual (buenos y malos).
4. Reinterpreta tu modelo de amor: de los ingredientes de tu manera de amar actual, tacha aquellos que no deberían estar y sé consciente de ello para no repetirlos. Observa también qué ingredientes recibes de tu pareja.

No hay un modelo de relación ideal que tengas que seguir, simplemente debes conectar con tu verdad y crear la relación y la vida que quieres para ti. No te fuerces para encajar en una relación que no está en sintonía con tus valores, en la que ambos no compartís inquietudes o estilo de vida, o que no cubre tus necesidades para adaptarte a un modelo de pareja impuesto, no decepcionar a la familia o hacer lo que se espera de ti. No vivas tu vida basándote en las frustraciones y los miedos de tu familia. Tú no eres ellos y no tienes por qué hacer lo desean para ti; date permiso para revisar de nuevo lo que quieres tú.

Me gustaría compartir mi historia en este sentido, por si te sientes identificada y te ayuda. Recuerdo que, siendo una niña, tenía muy claro que:

- Me quería casar a los veintidós años (porque mi madre se casó joven).
- Tendría tres hijos (porque en casa somos tres hermanos, y era lo perfecto).
- Me casaría y formaría una familia con mi primer novio (porque tu novio tenía que ser para toda la vida, y porque eso era el amor verdadero).
- No podía ir «quedando con chicos», porque luego me ganaría una mala fama y nadie me elegiría.
- Mi novio tendría tres años más que yo.
- No tendría sexo hasta los dieciocho años (porque tenía que «hacerme valer»).
- Me compraría un piso (porque alquilar era tirar el dinero).
- Estudiaría para tener mi independencia económica, pero sin destacar demasiado (no brilles demasiado porque tus parejas se asustarán ante mujeres tan decididas).
- Me esforzaría mucho por demostrar que soy valiosa (aquí nadie regala nada).
- Y me mostraría segura y fuerte, porque la queja y la fragilidad no estaban bien vistas en casa.

Podría continuar, la lista es infinita. ¿Te identificas con algún punto de los de mi lista? Seguro que sí, porque estamos empapadas de la cultura de nuestra casa, de la familia, de nuestros amigos, de la sociedad patriarcal y es inevitable que, sin darnos cuenta, creemos un plan de vida que encaje perfectamente con lo que se espera de nosotras. No hace falta que nadie te lo haya dicho directamente, es algo que se siente. Y así nos vamos haciendo cada vez más pequeñas para caber en una vida encorsetada, que la mayoría de las veces no habla de nosotras, sino de nuestros padres, amigos, etc.

Todos los días me encuentro con mujeres que se sienten fracasadas y decepcionadas porque el tiempo pasa y no han conseguido su plan perfecto e ideal, en el que se han contado que serían felices, que ahí sí se sentirán completas. Pero la verdad es que no lo sabes, no sabes qué es lo que te hará feliz hasta que lo vives y experimentas.

La siguiente reflexión ya la hemos hecho antes juntas, pero es necesario recordarla: a veces ni si quiera nos hemos cuestionado si lo que decimos querer es realmente lo que queremos. No tienes que hacer nada de lo que se supone que tienes que hacer porque es lo que se hace siempre, lo que debes o lo que tu familia espera de ti. Ni siquiera tienes por qué saber o decidir hoy qué quieres para ti. Estás viva y puedes cambiar de idea tantas veces como quieras. Es tu vida y tú eres única, así que no quieras encajar en un molde que quizá no es el tuyo. O sí, pero quizá en otro momento y no ahora.

Tú no tienes que hacer lo mismo que yo, ni yo tengo que ser como tú, y eso es lo más bonito de todo. Somos diferentes y nos hacen felices cosas distintas.

Yo, igual que tú, sigo en mi búsqueda y, mientras vivo, lo que tengo claro es que voy a ser coherente conmigo misma y con nadie más. Así que abrazo a mi niña y hoy le digo: «Mi amor, tú y yo vamos a hacer lo que nos dé la gana». Y, como hago lo que siento, porque es lo más real que tengo:

- No me he casado.
- No soy madre.
- No sigo con mi primera pareja.
- Mi novio es diez años más joven que yo.
- Tengo cuarenta años y sigo viviendo de alquiler.
- No dejo de brillar por nadie.
- Muestro cada vez más mi yo más vulnerable, que también necesita ayuda y a veces se siente insegura.
- Y adoro sentir que la vida no es permanente y que cambia constantemente.

EJERCICIO

Ahora te toca a ti: haz tu lista de todos esos «debería» y crea tu nueva lista, la que habla de ti y de nadie más. Puedes guiarte por mis dos listas que te he dejado en este apartado. Por ejemplo, «deberías haberte comprado un piso, deberías estar casada antes de los treinta, etc.». Es decir, lo que durante mucho tiempo o ahora te genera presión y ansiedad. Y con la lista que habla de ti, de la que debes sentirte orgullosa, será algo así como: «vivo de alquiler, no quiero casarme, tengo mi propio proyecto...».

Verás que saber que has roto lo establecido y que puedes ser feliz con ello te empodera y te ayuda a desdibujar el concepto idealizado del amor y de una vida perfecta, que a veces tanto nos aleja de nosotras mismas.

AMOR SANO, AMOR BUENO

Para crear la vida que quieres y las relaciones que mereces, tienes que sentir de forma muy clara qué es para ti un buen amor. Además, debes tener una buena relación contigo misma para así ser una buena pareja para ti misma y para los demás, y tener la certeza de que eliges desde el amor y no desde la carencia.

En la mayoría de los casos, desconocemos cuál es la diferencia entre lo sano y lo insano, y no ponemos límites en las relaciones porque no conectamos con lo que queremos y necesitamos, lo que hace que escojamos personas evasivas, no disponibles, que hoy no están dispuestas a darnos aquello que nosotras sí estamos dispuestas a dar, cuya forma de amar es diferente a la nuestra o, simplemente, personas que están en un momento personal muy distinto al nuestro, y aun viendo cosas que no nos están haciendo sentir bien, nos cuesta muchísimo soltar esa relación, nos cuesta cuidarnos en esa situación y solemos priorizar el amor que sentimos que nuestro propio bienestar y es así como se inician las relaciones tóxicas.

Tu trabajo y tu compromiso son darte lo que necesitas
y la relación que quieres.

No hay un modelo de relación ideal que seguir, pero te daré una pista que tiene que ser tu brújula de ahora en adelante en tus futuras relaciones: piensa cómo quieres sentirte tú en la relación y qué tipo de relación necesitas construir para sentirte así.

La conexión contigo misma te permite obtener la sabiduría de lo que es bueno para ti. No busques fórmulas, ni preguntes a tus amigas si está bien hacer X o Y, qué decir, sentir o si llamar o no. Busca en tu interior cómo eres y qué necesitas, y haz acuerdos con la otra persona en coherencia contigo. Las relaciones son pactos y tienes que sentir que ganáis los dos. Quiero que aprendas a estar en contacto con tu intuición, que sepas validar lo que sientes, y que te escuches para que te puedas acompañar. La intuición te habla constantemente, su idioma es el lenguaje del alma (no las palabras) y su canal es el cuerpo: la sentirás a través de las sensaciones. Si la ignoras, te desconectas de ti misma y no puedes entenderte porque no puedes sentirte, entonces aparecen la duda y la inseguridad. Por eso necesitas tener momentos contigo, para darle espacio a tu intuición y volver a ti.

Necesitas la intuición igual que necesitas hacerte preguntas para conocerte y arraigarte a tus necesidades, a todo aquello que es importante para ti. Por eso quiero darte un mapa con algunos criterios que te van a permitir reconocer si estás eligiendo a la persona adecuada o no. Quiero que describamos juntas qué es un amor sano. Podemos empezar a hacerlo tomando prestada esta definición de Joan Garriga en su libro *El buen amor de la pareja*: «El amor sano lo vas a reconocer porque ahí eres como eres y dejas que el otro sea exactamente como es. En este amor te sientes segura siendo tú misma y hay un equilibrio entre dar y recibir, hay reciprocidad y tu cuerpo se siente en calma».

Sabrás que tu relación se ha construido basándote en un amor sano si:

- Sientes que puedes ser tú misma, no tienes que esforzarte, fingir o dejar de lado tus necesidades para que la otra persona te siga escogiendo.
- La relación es fácil, todo fluye sin demasiado esfuerzo y sin invertir grandes dosis de energía. No te sientes inestable a nivel emocional ni convives constantemente con la idea de que tu pareja te va a dejar.
- Puedes compartir con tu pareja cómo te sientes y la otra persona te atiende, escucha, valida y te da espacio para que te expreses. No hace falta que la otra persona siempre comparta lo que tú sientes, pero te sientes sostenida en cualquier caso.
- Sientes que la relación te permite desarrollarte y crecer; sientes que os aportáis cosas mutuamente y os complementáis.
- Sois un equipo y os cuidáis, comprendéis y respetáis lo que es importante para cada uno de vosotros.
- Sientes que la otra persona desea tu bienestar, te impulsa y sientes que está ahí. Sabéis compartir espacios para vosotros, a la vez que cuidáis la individualidad de cada uno.
- Compartís los mismos valores esenciales y sois congruentes con ellos.
- Sois iguales en la relación, nadie se siente mejor que nadie y no existen dinámicas en las que uno se coloca por encima del otro; existe un equilibrio entre dar y recibir.
- Hay buena comunicación, transparencia y confianza.
- Te sientes importante y valiosa para tu pareja; hay admiración correspondida.
- Te sientes segura y sientes que puedes confiar en tu pareja, que te quiere y no te va a hacer daño.
- Hay discusiones, pero estas no son una excusa para agredir al otro. Siempre existe un buen trato y la base de la relación es el respeto.
- Te sientes comprendida y valorada.

- Te sientes en calma; la relación te aporta bienestar y es nutritiva para ambos.

Un amor sano es fácil, pero esto no quiere decir que en la pareja no vayan a haber puntos de desencuentro, conflictos o que no debamos hacer alguna concesión. Al final, se trata de dos personas, cada una con su manera de amar, su forma de ver el mundo, sus creencias, familias de origen, sus propias heridas, etc. Así que, inevitablemente, tendremos que hacer reajustes para poder seguir construyendo juntos. Y, en algún momento, seguramente tu pareja te pueda dañar y tú a ella, pero, gracias al respeto y la comprensión, estos conflictos pueden solucionarse, e incluso fortalecer a la pareja. Creamos un vínculo tan íntimo, tan profundo y en el que estamos tan expuestas, que es natural que algún momento nos sintamos dolidas. Tenemos que aceptar que en toda relación siempre habrá una cuota de dolor, pero que esta premisa no nos sirva para justificar relaciones en las que constantemente estamos sumidas en la tristeza, en el esfuerzo y en la lucha.

Una relación es siempre un espacio seguro, aun en los momentos en los que nos hemos podido fallar. Nos sentimos queridas siempre, aun cuando nuestra pareja se ha equivocado. No sentimos que la relación se tambalea con cada discusión, sino que somos capaces de sostenerla y repararla si pasa por un mal momento.

Las relaciones sanas se construyen día a día, y esto implica:

1. Tener conversaciones incómodas. Sé que esta parte nos cuesta mucho porque preferimos evitar el conflicto, pero si no tenemos estas conversaciones incómodas quiere decir que estamos omitiendo temas y necesidades que para nosotras son importantes. Tu pareja y tú no vais a coincidir absolutamente en todo ni sois adivinos para conocer las preocupaciones y las necesidades del otro en cada momento. Pero que tú y tu pareja tengáis opiniones diferentes en algunos temas no es ningún síntoma negativo ni hace que os queráis menos. Hablar y dar espacio dentro de la relación para expresar aquello que nos inquieta o deseamos

mejorar nos permite ser nosotras mismas, mostrarnos auténticas y ver el grado de sensibilidad de la otra persona ante aquello que para nosotras es importante.

2. Comunicación asertiva. Podemos comunicar y expresar nuestras necesidades y límites de una forma clara, y a la vez amorosa y comprensiva. A muchas mujeres nos cuesta tanto poner límites que, cuando lo hacemos, es de forma muy abrupta, nos sentimos mal y aparece la culpa, porque no es así como nos hubiera gustado hacerlo. Pero hablar de ti no tiene por qué ser incómodo para nadie si lo haces teniendo en cuenta lo que quieres tú y lo que quiere el otro, validando lo que sientes tú y lo que siente el otro.
3. Conocerte para poder poner tus límites. Los límites son tan importantes al establecer cualquier tipo de relación sana porque enseñamos a los demás cómo tratarnos. Aquí es necesario que te hagas las siguientes preguntas clave: ¿cómo quieres que sea tu relación? ¿Qué es lo que necesitas y qué es lo que esperas? ¿A qué aspectos no estás dispuesta a renunciar? ¿Qué cosas son innegociables para ti? Las respuestas a estas cuatro preguntas son tu guía y no son negociables en la relación. No renuncies a ellas por la otra persona, porque te vas a hacer daño.
4. Validar y validarte emocionalmente. Lo que sientes siempre es importante y adecuado, igual que lo que siente la otra persona. Quizá sentimos y expresamos las emociones de forma diferente, o no compartes cómo se está sintiendo la otra persona, pero necesitas validarla y no juzgarla. De la misma forma, necesitas sentir que tienes espacio para expresar tus sentimientos sin sentirte juzgada. No minimices ni aceptes que el otro no te valide, te ridiculice o te haga sentir que eres demasiado intensa por sentir lo que sientes.
5. Ser flexibles y estar abierta a conocer la mirada del otro. Ya hemos entendido que somos diferentes y nuestras diferencias no tienen que ser un obstáculo, siempre y cuando sientas que puedes aceptarlas y que no te enfrentan con tus valores esenciales y tus innegociables dentro de la relación.

Recuerdo la primera vez que me planteé todas estas preguntas. Es curioso cómo podemos llevar toda la vida de relación en relación y sin habernos preguntado antes qué es lo que queremos para nosotras. Durante mucho tiempo, funcioné con la creencia de que el amor es más que suficiente para que dos personas estén juntas. Todo lo demás me parecía demasiado superficial y condicional, como si el hecho de reconocer que yo podía elegir y tenía mis derechos dentro de una relación implicara ser demasiado exigente o pretenciosa. Como si por el mero hecho de que hubiera amor en la relación (que por supuesto es un ingrediente necesario), ya era suficiente, y no era necesario conectar con mi razón ni mi cuerpo para darme cuenta de si esa relación estaba siendo bonita o no para mí. Si había amor, era suficiente, aunque doliera. Durante muchos años, hemos romantizado tanto el amor, que vivirlo intensamente era más importante que preguntarse si realmente ese amor era un buen amor.

Así que, ahora que conecto con esta yo que idealizaba el amor, pienso que quizá tú también, en algún momento, puedas pensar que no hace falta racionalizar tanto, sino sentir más. Quiero decirte que estoy muy de acuerdo contigo: el amor hay que sentirlo y por ello tenemos que ir dándonos permiso para soltar nuestras corazas y abrirnos a la experiencia de amar y ser amadas. Pero al corazón hay que seguirlo a la hora de sentir, y a la cabeza a la hora de dejar de sufrir, porque el amor es indispensable, pero no suficiente, y querer mucho a alguien nunca tendría que estar por encima de nuestro propio bienestar y salud mental.

Muchas veces me encuentro con mujeres que están en relaciones en las que hay malestar. Se quejan constantemente de la actitud de su compañero y afirman que no se sienten cuidadas ni valoradas, y que en ocasiones se plantean si seguir con la relación. Sin embargo, cuando «conectan» con esta parte de ellas que sabe lo que merecen, no se permiten ir a por ello porque, de repente, aparece el miedo al cambio, a la incertidumbre, al dolor de una ruptura, a sostener el vacío y la soledad, y así regresa la justificación de que el amor todo lo puede. Como si las parejas no pudieran separarse mientras exista el amor, como si terminar una relación fuera un fracaso que no están dispuestas a aceptar.

Seguimos abrazando ideas propias del amor romántico como: «Si nos queremos, ¿por qué no podemos seguir juntos?». De alguna forma, la asociación que hacemos es la siguiente: «Si el componente más importante, que es querernos, ya lo tenemos, ¿por qué no vamos a poder solucionar todos nuestros problemas y seguir con la relación?». A veces, hay problemas que se pueden solucionar, y otras veces no. Desde el momento en que te has planteado (aunque sea duro) si continuar o no una relación, seguramente significa que tienes motivos suficientes para dejarla. Pero cuesta mucho concebir que no podemos estar con alguien a quien queremos y nos quiere, porque nos han enseñado que si hay amor, lo demás poco importa, y de nuevo, vinculamos amor con esfuerzo y dolor.

En estas páginas estamos aprendiendo a construir relaciones sanas, así que es muy importante recordar que el amor es una condición necesaria, pero no suficiente. Hace falta el amor, sí, pero hay otras muchas cuestiones que importan. También debemos tener en cuenta otros factores, como nuestros valores, el estilo de vida que llevamos, lo que buscamos en la relación, lo que podemos ofrecer y lo que esperamos cada uno de la pareja, nuestros objetivos en la vida, etc. El amor no lo puede todo, porque una cosa es hacer algunas concesiones dentro de la relación para encontrar el equilibrio entre tus necesidades y las de tu pareja, pero otra cosa bien distinta es dejar de lado tus necesidades y valores, cambiar tu manera de ser, renunciar a cosas que para ti son importantes, para que la relación funcione.

Una relación debería darnos más momentos de alegría y placer que de dolor, preocupación y angustia. Una relación tiene que impulsarnos y hacer que nos sintamos más expansivas y brillar al lado de la otra persona, y no lo contrario. En una relación sana, nunca sentiremos que perdemos nuestra estabilidad emocional, ni nos iremos apagando ni nuestra autoestima se verá dañada. Una relación debe ser fácil, fluida y nutritiva; tiene que sumarte y no restarte. Si no es así, no es un buen amor.

«A veces tienes que olvidar lo que sientes y recordar lo que mereces.»
Frida Khalo

IDEAS CLAVE

- La forma en la que hoy buscas el amor en tus relaciones, tiene mucho que ver con la manera en la que tú aprendiste a sentirte amada siendo niña y lo que has integrado como amor.
- Observa qué patrones se repiten en tus relaciones e historia de vida.
- Que te elijan en una relación nunca debería ser tu objetivo, debería ser la base desde la cual construir.
- Las relaciones tóxicas se crean porque normalizamos situaciones que no deberíamos normalizar.
- Cuando confías en ti y te aceptas, te permites ser tú en tus relaciones.
- Revisa las personas que hoy están en tu vida y elige quién quieres que siga estando.
- Cuando conoces a alguien, el foco tiene que estar en ti.
- Que una relación no funcione no tiene que ver contigo ni con tu valía.
- La única manera de afrontar tus miedos es experimentándolos.
- Cuando una persona es buena para ti, tu cuerpo lo nota.
- En las relaciones de pareja siempre va a existir un punto de dependencia sana, esto es natural, lo que hay que revisar es cuando existe una excesiva necesidad de cariño y atención.
- Necesitas saber qué quieres para ti en una relación.
- Lo que te puede parecer autoboicot puede ser la forma en la que has aprendido a protegerte.

- El empoderamiento no significa no necesitar a nadie, sino aprender a darte lo que necesitas en cada momento.
- Es igual de importante aprender a estar bien sola, como estar bien en pareja.
- Si sientes que necesitas estar sola, no te exijas sentirte de forma expansiva cuando tu cuerpo lo que te pide es recogerte.
- Observa si estar sola es una forma de protegerte por miedo a volver a sufrir.
- Extrae tu aprendizaje de cada una de tus relaciones y date cuenta de lo que te muestran de ti.
- Tienes derecho a ser exigente a la hora de decidir qué personas entran en tu vida.
- La autorrealización y el bienestar de cada una de nosotras no puede pasar solo por tener pareja.
- Tener pareja no te define ni te hace mejor o peor.
- El amor no es renunciar sistemáticamente a nuestras necesidades.
- Una relación debe ser fácil, fluida y nutritiva. Si no es así, no es un buen amor.

3. PERDERSE EN LAS RELACIONES: NO TODO ES DEPENDENCIA EMOCIONAL

En esta parte nos centraremos en un tema fundamental de este libro: reconocer en nosotras qué nos lleva a vivir relaciones con una necesidad excesiva de validación, cariño y atención.

A lo largo del libro, ya he ido desarrollando los diferentes aspectos de cómo hemos construido la mujer adulta que somos, poniendo la mirada en nuestra infancia y en nuestra historia vital, y cómo ha podido influir en los vínculos que hoy creamos. Ahora me gustaría seguir profundizando para que tú puedas conocer cómo estás funcionando hoy en tus relaciones y de qué forma. Hay una parte de ti que sigue necesitando demostrarse así misma que eres suficiente, valiosa y merecedora, y la forma de conseguirlo es a través del otro.

Cuando hablamos de dependencia emocional, nos referimos a la necesidad extrema de cariño y atención, acompañada de un enorme temor a la soledad, al abandono y al rechazo. Subyace una baja autoestima, unos esquemas mentales respecto a una misma que nos conectan con el sentimiento profundo de no ser querible o válida, lo que conduce a necesitar el vínculo y a fusionarnos con el otro, para que cubra nuestros vacíos emocionales y reafirme que somos merecedoras de amor. La dependencia emocional se puede manifestar en forma de celos, desconfianza, necesitar el control de la otra persona, sensación de vacío, querer ser la prioridad constantemente de la pareja, miedo a la soledad, pánico ante la idea de la ruptura, ansiedad y tristeza, pedir una intimidad asfixiante, necesitar corroborar constantemente que la pareja nos quiere, poner a la otra persona en el centro de nuestra vida, necesitar aprobación, dudar de nosotras mismas, renunciar a nuestras necesidades, no poner límites y adaptarnos en exceso a la otra persona tratando de evitar siempre el abandono.

Para mí es importante destacar que no siempre que hablamos de relaciones disfuncionales nos referimos a dependencia emocional. Muchas veces, puede haber una imagen del amor descontextualizada, con unas expectativas poco realistas, acompañadas de unas creencias irracionales sobre el amor (mito del amor romántico), una baja autoestima, un estilo de apego inseguro y no tener ninguna referencia de lo que es un amor sano, y por último, ahora sí, haber desarrollado una dependencia emocional.

Las siguientes páginas te ayudarán a comprender lo que estás viviendo y responder a muchas preguntas que puedas tener respecto a la forma en la que te relacionas. Además, te daré herramientas para que puedas incorporar pequeños cambios en tu día a día, que te ayuden a mejorar tu relación contigo misma y con los demás.

TU VALOR NO ESTÁ EN LA MIRADA DEL OTRO

Es curioso el abismo que hay entre esa tú que en el trabajo es decidida, resolutiva y empoderada, y la otra tú que, cada vez que empieza a vincularse con alguien, se siente insegura. Muchas mujeres se empoderan en ciertos ámbitos de su vida, como el profesional, pero cuando entran en una relación de pareja se sienten intimidadas y conectan con sus expectativas frustradas, miedos y heridas más profundas y, sobre todo, con el temor a ser rechazadas. Si esto te sucede, debes aprender a volver a tu centro, a encontrar el equilibrio entre la parte de ti que quiere fusionarse con la pareja, y la otra parte que quiere amar desde la libertad y darse espacio a sí misma y a la otra persona.

Hay muchas mujeres que, cuando no tienen pareja, son muy independientes, pero en el momento que entran en intimidad se vuelven dependientes. Si este es tu caso, debes saber que te sientes insegura porque, cuando entras en una relación, aparece el pensamiento que te dice: «Siento que no le voy a gustar, nunca se quedan conmigo», y en ese mismo momento estás depositando en la otra persona tu valor; le estás dando el poder de decidir si eres suficiente o no. Esto lo sabrás porque sentirás que lo que piensas de ti misma cambia en función de lo que el otro piensa de ti. Esa persona con la que has decidido empezar algo tiene la capacidad de activar tus heridas, y no es porque sea especial, sino porque ha conectado con una parte de tu historia que todavía no está resuelta y es en las relaciones más íntimas donde florecen de nuevo todas tus inseguridades y miedos más profundos.

Si crees que no vas a gustar, pasarán tres cosas:

1. Tratarás de esconder la parte de ti que crees que no va a gustar, y vas a compensar tus «carencias» creando el «personaje» perfecto para que la otra persona te valide.
2. Idealizarás mucho a la otra persona, y eso hace que te sientas todavía más pequeñita, y cuestionarás por qué alguien como esa persona se ha podido fijar en ti. (Admirar es un ingrediente necesario, pero la idealización en exceso nos coloca en una posición de inferioridad, y hace que iniciemos una relación de forma desequilibrada.)
3. Estarás tan pendiente de gustar y de que la otra persona te elija, que no te conectarás con lo que quieres tú.

Estarás de acuerdo conmigo en que es natural que nos sintamos pequeñas porque quien está al mando de la relación es la niña que fuimos. Es una niña que sigue buscando el amor de papá y mamá. Su manera de conseguirlo es tratando de ser perfecta, divertida, resolutiva o fuerte, según aprendió a sentirse amada. ¿Recuerdas cuando hablamos de tu guion de vida y el rol con el que te sentías identificada en tu familia? Esta es la misma función que hoy desarrollas cuando te vinculas con alguien y te sientes insegura. Esta función es un mecanismo que se activa buscando la seguridad; una estrategia inconsciente para evitar que el otro se vaya.

Guiadas por la niña que fuimos y que todavía actúa por nosotras, cuando conocemos a alguien vamos a desplegar nuestro mejor yo, sin darnos cuenta de que una cosa es querer gustar y otra es que necesites que cada día te corroboren que eres suficiente, que cada día te haga falta ese refuerzo positivo de que tú vales para sentirte en calma. Si sientes esto o te ves identificada en lo que lees, seguramente sea porque necesitas que otra persona te dé lo que tú no te estás dando, y experimentes falta de amor, necesidad de vincularte para sentirte protegida o que te valoren.

Como decíamos al inicio del capítulo, aunque seamos mujeres empoderadas en algunos ámbitos de nuestra vida, en ocasiones, al volver a relacionarnos de forma íntima se activa la necesidad de que la otra persona nos diga que valemos, que somos suficientes, que hemos hecho las cosas bien. Depositamos en otra persona algo que nos corresponde a nosotras mismas: el amor propio, ya que, al final, tú eres la responsable de amarte y cuidarte y, sin embargo, cuando aparece otra persona, sientes y necesitas que esa seguridad venga de fuera.

Estamos buscando que la otra parte nos corrobore nuestro valor como personas, y este es uno de los mayores errores en la pareja.

Hasta ahora hemos trazado un mapa sobre cómo puede que te sientas cuando inicias o estás en una relación, pero sigas sin comprender los motivos. El tiempo que has estado sola, tú te cuentas que tienes una buena autoestima, que te gusta la persona que eres, que te sientes bien con tus planes, etc. Todo esto es cierto: te gusta tu faceta de mujer adulta. No obstante, cuando empiezas a vincularte, te sientes vulnerable y se hiperactiva tu sistema de apego, y esto no es algo que puedas «controlar», ya que tu tipo de apego forma parte de ti, es un rasgo más de tu personalidad y va mucho más allá de tu voluntad.

Si hablamos de relaciones, tenemos que hablar de los estilos de apego porque, según tu estilo de apego, que se creó en base a la conexión con tus primeros vínculos tempranos (con tus padres o cuidadores), te relacionarás de una forma u otra en tus relacione adultas, y conocer tu tendencia será clave para que comprendas qué necesidades tienes tú dentro de la relación y cómo aprender a llevarte a la calma por ti misma (esta parte será fundamental trabajarla).

El sistema de apego es el mecanismo inconsciente que activamos en busca de seguridad en momentos de vulnerabilidad y, para buscar la seguridad, necesitamos el contacto con el otro. Este contacto nos ayuda a regularnos, a calmarnos a través de la otra persona, pero para que esto ocurra, necesitamos que la otra persona tenga una respuesta adecuada. Si no es así, nos sentiremos en alerta y en control, porque sentimos la falta de seguridad, disponibilidad y accesibilidad de esa persona. Así que date cuenta de qué importante es la forma en la que la otra persona está para nosotras, porque su respuesta hará que nuestros estados emocionales se amplifiquen o se regulen cuando no hemos aprendido a autorregularnos por nosotras mismas.

Cuando no sabemos llevarnos a la calma, lo que hacemos es apegarnos a nuestra pareja, pero no porque la relación sea íntima y nutritiva, sino porque ante la falta de seguridad haremos lo que sea necesario para recuperarla, y en muchas ocasiones buscamos la seguridad en el sitio menos adecuado.

Cada una de nosotras ha desarrollado un estilo de apego en función de nuestra experiencia de vida (en el siguiente apartado hablaré con más detalle de los distintos tipos de apego) y hemos configurado nuestros esquemas mentales en relación a cómo me percibo a mí misma y cómo percibo a los demás. Como bien sabes, todo lo que hemos vivido en nuestra infancia y adolescencia lo trasladamos a nuestras relaciones adultas. Así que si hoy en tus relaciones te sientes pequeña, necesitas fusionarte de forma muy rápida con el otro, te ilusionas enseguida, necesitas que la otra persona constantemente te envíe señales de que todo está bien para estar tranquila y colocas a tu pareja en el centro de tu vida, seguramente tu sistema de apego esté excesivamente activado. Esto quiere decir que aparece una gran sensación de bienestar cuando la otra persona está presente, y una gran sensación de inseguridad cuando no lo está. Y claro, cuando estás soltera, no hay nadie que te active y por eso te sientes tranquila.

Lo que en un principio podemos explicarnos como «estoy viviendo un amor que me ha movilizado como nunca antes», puede esconder necesidades y heridas emocionales. Por eso quiero contarte que no es lo mismo el vínculo que el apego: el vínculo es la relación que se crea entre dos adultos que se valen por sí mismos y que eligen a otra persona, pero no la necesitan. El apego, sin embargo, es la necesidad de estar con la otra persona para sentirse bien. De alguna forma, ves en el otro lo que tú no tienes; es la necesidad de ser feliz a través de la otra persona, no con ella. El apego siempre va a estar presente en nuestras relaciones más significativas e íntimas, pero debe darse en la medida adecuada para que sea sano y no se desarrolle una dependencia emocional. La inseguridad que sentimos nos conecta con el miedo al abandono, a quedarnos solas, y desde ahí sentimos necesitar la fusión con la otra persona para sobrevivir. Podemos decir que, como no sentimos la consistencia de que la otra persona vaya a estar siempre (y puede que sea cierto, porque sea ambigua o porque así lo interpretamos), necesitamos apegarnos a ella para que no se vaya y corroborar sistemáticamente que nos quiere para, de nuevo, confirmar nuestro valor.

Si tú has experimentado en otras ocasiones el no sentirte vista, el no sentirte incluida, el no sentirte importante, esas sensaciones han quedado grabadas en la memoria emocional de tu cuerpo, cada vez que te vuelvas a encontrar con una persona que te gusta y tú creas que puede darse la posibilidad de que no te elija, de que se vaya, de que no te mire o realmente se dé y lo experimentes, tu sistema nervioso va a poner de manifiesto ese dolor vivido y no expresado, y va a hacer que lo veas todo a través de ese filtro tan sesgado, a través de esa herida que te cuenta que «de nuevo no nos quieren», y pasarás a defenderte, protegerte, te bloquearás o te entregarás para que el otro no te haga daño.

Sin darnos cuenta, muchas veces esta proyección que hacemos en el otro (proyectamos nuestras heridas del pasado) boicotea la relación, porque la realidad es que muchas veces no podemos escuchar lo que de verdad está sucediendo, y no estamos viendo la energía real que se está moviendo entre la otra persona y nosotras, sino que vivimos la relación desde nuestras heridas, y desde ahí, desde el miedo a que la otra persona se aleje, te enfocas tanto en el otro que acabas olvidándote de ti misma.

Cuando converso con mujeres que acompaño, me encuentro a menudo con la idea de que la dificultad en las relaciones reside en nosotras. Se repite mucho el mensaje de que: «Soy muy sensible y ansiosa» (esto nos hace dudar de nosotras mismas y de lo que sentimos), de modo que: «si no lo fuera tanto, mis historias fluirían». Hay algo que no se nos puede pasar por alto y es que muchas veces esta sensibilidad y ansiedad son la respuesta natural de nuestro cuerpo ante la falta de seguridad que sentimos en la relación. Las relaciones inconsistentes, en las que aparecen la intermitencia y la incertidumbre, hacen que nuestro sistema de apego se active y que demos respuestas poco funcionales. De hecho, podemos sentir vergüenza al reconocer alguno de nuestros comportamientos, pero es importante decirte que no todo siempre está en nosotras. Por este motivo, cuando estés en una relación que te genera malestar y ansiedad, pregúntate antes de pensar que es cosa tuya, cómo actúa tu pareja contigo. Porque tal vez tu parte intuitiva te esté indicando con estos síntomas que estás en una relación en la que no te quieren bien.

Tal vez este no sea tu caso, y tu pareja sí sea una persona segura para ti, y aun así, de vez en cuando, conectas con tus miedos e inseguridades. En tal caso, sí que es tu responsabilidad trabajar tus miedos y comunicar desde tu mujer adulta, y te prometo que si es una relación sana, tu pareja te hará sentir segura y eso no quiere decir que pueda o quiera cubrir todas tus necesidades, pero esta persona está y eso lo sientes, tendrá la respuesta adecuada y volverás a tu calma.

Así que no confundamos ser mujeres empoderadas y con buena autoestima con que nada nos afecte y todo esté bien. Si tu cuerpo no se siente seguro, te lo hará saber. Tú no eres demasiado sensible ni demasiado ansiosa, simplemente necesitas a tu lado a personas que te den paz, así que no aceptes en tu mundo a personas inestables, porque creo que hoy ya sabes que a ti no te va bien ni a mí tampoco.

Cuando sientes que vales, eliges a alguien que te corresponda y que le gustes tal y como eres, con quien puedas ser tú misma. Y, si no es así, dejarás de tener interés. Además, cuando sientes que vales, si la otra persona te rechaza, te sentirás tranquila y en calma contigo misma porque te habrás dado el lugar que mereces. El rechazo seguirá siendo doloroso, pero la única cosa que puedes hacer es soltar y no resistirte.

Es natural que lo quieras evitar; ya has experimentado antes esa sensación de rechazo, de vacío, de no ser suficiente, que no es nueva para ti, y no me refiero únicamente a sentirla en otras relaciones de pareja. Prueba a conectarlo con otras vivencias, quizá de tu adolescencia o de tu niñez, tú ya sabes cómo se siente en tu cuerpo y es por eso, que harás lo posible por no volver a sentirlo. Esto es algo que haces de forma inconsciente, así que no trates de comprenderlo de una forma racional, pero sí quiero que puedas observar en ti qué es aquello que tú sientes que se repite en tu vida una y otra vez, qué necesidades insatisfechas han aparecido constantemente en tus relaciones y qué sientes que te activa y te hace conectar con tu dolor, porque te va a dar muchísima información sobre ti misma, tus patrones y tus carencias.

Y es que la manera en la que tu mujer adulta se comporta hoy a veces es un reflejo de lo que ocurrió cuando eras niña.

«QUIERO TENER PAREJA, ¿SOY DEPENDIENTE EMOCIONAL?»

En todos nuestros vínculos más íntimos hay dependencia, así que partiendo de esta premisa, todas somos dependientes emocionales. Es lo natural y esperable, somos seres sociables, porque para nosotras vincularnos con alguien significa programar nuestro cerebro para que nos sintamos seguras, vistas y calmadas por la otra persona.

Necesitamos necesitar a los demás. Estamos en un momento social en el que se impulsan tanto el desapego y la independencia emocional que nos sentimos mal cuando queremos y necesitamos que otra persona nos abrace. Nos sentimos dependientes como si fuese algo malo, y simplemente es natural y eres humana. En todas las parejas existe dependencia, y esto está bien siempre y cuando se trate de una interdependencia sana. Es decir, que tú haces tu vida, pero tienes en cuenta a la otra persona y esta forma parte de tu sistema de recursos, con lo cual esperas que tu pareja te atienda y te cuide, lo mismo que harás tú. Que elijas y priorices una vida en pareja y te guste disfrutar de ella, que prefieras tener pareja a no tenerla, que a veces cedas ante tu pareja, tengas en cuenta su opinión en la toma de decisiones, que a veces la puedas priorizar o sientas que es una persona imprescindible en tu vida no significa que exista dependencia emocional, sino una interdependencia sana.

La dependencia emocional en sí misma no es mala siempre y cuando haya un equilibrio y elijamos correctamente a la persona de la que depender, que será aquella capaz de atenderte y cuidarte como te mereces siempre que lo necesites y que te hará sentir segura, esta diferencia será clave.

Ya hemos mencionado que en la actualidad existe un movimiento que defiende el empoderamiento femenino entendido como independencia emocional, un movimiento que hace oda a la soledad. En este sentido, me gustaría compartir una reflexión que escribí hace un tiempo tras una conversación muy cruda con mi pareja, porque durante unos meses yo también entendí que ser una mujer empoderada pasaba por priorizarme a mí en todo momento y por encima de cualquier persona. Y, si bien es cierto que priorizarnos es un derecho, cuando estamos en una relación todo tiene matices y no podemos ser tan inflexibles y rígidas. No hay nada que esté bien ni mal, simplemente cada una debe revisar qué le funciona. La reflexión fue la siguiente:

Que la individualidad no te vuelva insensible. Que pensar en ti y en tus necesidades no se transforme en apatía hacia los demás y falta de ternura. Que priorizarte no pase por apartar la mirada de aquellas personas que quieres y no saber amar. Que el autocuidado no pise el cuidar de la otra persona si sientes que hoy necesita tu presencia, porque también te hace bien estar para los que quieres. Hay días que puedes elegir a esa persona, y está bien. Que tu independencia no impulse el discurso de no necesitar a nadie. Que disfrutar de tu propia compañía no haga de ti una persona que no se comparte. Que sentirte capaz no te impida pedir ayuda. Que ser fuerte no te impida mostrar tu dolor cuando así lo necesites.

Que quererte y cuidarte no tenga nada que ver con no necesitar a nadie, sino con elegir un buen amor (amigos, parejas, etc.). Cuidar no quiere decir que te vayas a perder y te vayas a diluir en el otro; quiere decir que estás abierta a un amor compasivo, que nutre y que es recíproco.

Esto no es dependencia y hoy necesitaba recordártelo (recordármelo). Esto es AMAR.

Así que quiero que, cada día, te sigas preguntando qué es lo mejor para ti, pero también que seas sensible a lo que quiere el otro mientras forme parte de tu vida, porque es así como nos sentimos realmente conectadas, y porque cuidar, aunque a veces se nos olvida, también nos cura. Porque cuidar es realmente bello si no implica dejar de ser quienes somos.

Te confieso que aún la releo a veces, porque creo que es importante que no la olvide. Por este mismo motivo, porque estamos juntas en esto y hemos recorrido el camino hasta aquí de la mano, quiero que puedas hacerla tuya y que la releas cuando sientas que lo necesitas.

Hacerme bien. Hacerte bien. Hacernos bien.
Tan sencillo como esto.

Aunque debemos normalizar la dependencia y saber que cuidar, querer y sentirnos cuidadas no nos hace dependientes, sí es cierto que existen relaciones en las que la dependencia emocional es tóxica y disfuncional. ¿Cómo diferenciar lo que es normal y lo que no lo es? Parece complicado, pero no lo es tanto: una cosa es sentir que eliges a tu pareja porque te suma, te gusta tu vida a su lado, os impulsáis y crecéis juntos, y otra bien distinta es sentir que necesitas estar a su lado porque tú sola te sientes incapaz de funcionar, que si esa relación se acaba, nadie más te va a querer, y que te da tanto miedo verte sola, que estás dispuesta a hacer lo que sea para que la otra persona no te abandone. En una relación tóxica siempre hay sufrimiento, no lo olvides.

Cuando hay una dependencia emocional disfuncional, la realidad es que no eliges al otro. De hecho, seguramente necesitas que tu pareja cambie, pero sigues a su lado porque no te sientes capaz de estar sin él o ella, aunque sostener la relación haga que:

- Te sientas vulnerable.
- Sientas que es una relación que te daña, pero no puedes salir de ahí.
- Te sientas ansiosa, triste e irascible.
- Temas de forma irracional perder al otro y sientas que no vas a poder soportarlo.
- Sientas una sensación de pérdida de control.
- Sientas que esta relación define tu vida y tu estado de ánimo.
- Necesites constantemente que la otra persona te haga sentir valiosa y reafirmada.
- Te sientas insegura y dudes de ti misma constantemente.
- Te sientas bloqueada sin poder avanzar.
- Haya días en los que te sientas muy conectada a la otra persona, y otros en los que sientas que no es para ti.
- Sientas que es una relación que te hace cambiar, y en la que no te reconoces.
- Se activen todos tus miedos e inseguridades, y no te reconozcas a ti misma.
- Sientas que te esfuerzas en cambiar a la otra persona o la relación. La realidad es que desde el principio no ha sido como tú querías.

- No te sientas con la suficiente seguridad como para generar un cambio, y temes quedarte sola.

Me gustaría que te dieras cuenta de hasta qué punto eres cómplice de las relaciones que construyes. Muchas veces no identificamos relación tóxica con dependencia emocional, pero están muy cerca. Por ello, quiero que puedas observarte y veas cómo te estás relacionando, ya que quizás estés dedicando demasiada energía a la otra persona y necesites priorizarte más, quizás tienes que darte más importancia, quizás estás pretendiendo que el otro te salve y esperas que la otra persona te haga sentir todo lo importante que tú no sabes hacerte sentir. No se trata de pretender que otra persona cubra todas tus necesidades, porque no le corresponde, ni que pongas a tu pareja en el centro de tu vida, pero sí que hay que encontrar el equilibrio, pues sí vas a necesitar que te quieran para sentirte confiada y segura. Créeme, no mereces menos.

Cuando una relación es segura para ti, cuando tu pareja es tu refugio emocional, no va haber nerviosismo ni ansiedad. Y es curioso y a la vez nos tiene que hacer reflexionar lo importante que es tener personas bonitas en nuestra vida, porque resulta que la capacidad que tenemos para enfrentarnos al mundo sintiéndonos autónomas y capaces, a menudo nace de la seguridad de saber que contamos con alguien que nos apoya. Si nos sentimos seguras, crecemos; si nos sentimos inseguras, dependemos.

Si reconoces esta parte de ti más dependiente, tal vez te incomode y sientas que cada vez que aparece «esa tú» se estropean las cosas; así que, en lugar de abrazar esta vulnerabilidad y escuchar qué dicen de ti tus miedos, te colocas como la culpable de que tus relaciones no funcionen: «Soy demasiado intensa», «Me dejo llevar y asusto al otro» o «Siento que la tóxica soy yo». En estos casos, nuestra narrativa interna sería algo como: «Sé que esta persona me ha tratado mal, pero no puedo evitar sentirme responsable y pensar que, si yo no hubiera sido tan ansiosa y controladora, quizá habría funcionado. Me he llegado a creer que pido demasiado, que soy intensa y que no va a haber nadie que me aguante, y todo porque la otra persona me lo decía».

Y si tú te defines así, si realmente tú te crees que eres tan intensa que contigo nadie se queda, hasta te vas a sentir afortunada porque esa persona (que a veces está y a veces no y te genera muchísima incertidumbre y ansiedad) se quede contigo y te elija. A pesar de que sientas que no hay reciprocidad, que no te sientas incluida, vista ni importante, a pesar de que sientas que no es un buen compañero o compañera para ti. Con tanto ruido, justificación y autoengaño en nuestra mente, nos hemos creído lo que nos han contado que somos; lo hemos aceptado y hemos hecho todo lo posible para que la relación no se rompa. Pero...

Tú no eres lo que la otra persona te dice que eres.

Cuidado con definirte con las etiquetas que otros te han colocado, porque tú no eres eso. Así que no te cuentes más que tu problema es que eres demasiado intensa o controladora, quizás el problema real es que te quedas en relaciones en las que no te sientes una prioridad, en las que no puedes ser tú misma, en las que no hay reciprocidad, y buscas refugio en el lugar equivocado, en una persona que no te valora.

Hasta ahora he querido que normalices, en una medida natural y revisada, la interdependencia, el apego, el necesitar. No quiero que te coloques la etiqueta de «soy dependiente» por el simple hecho de desear algo tan natural como querer sentirte segura en tus relaciones, sentirte vista o sentirte validada, porque si te crees esa etiqueta que te estás colocando, vas a querer invisibilizar y rechazar esa parte de ti que es vulnerable y bella, esa vulnerabilidad que nos hace auténticas y que nos permite construir relaciones íntimas y sanas. Pero también es importante que, de una forma honesta, puedas darte cuenta de si tu manera de vincularte no es buena para ti. Revisa si el miedo a estar sola hace que te quedes en relaciones donde no te sientes en calma, si el miedo al abandono hace que te olvides de ti o si el miedo a que nadie te vuelva a querer hace que inviertas demasiada energía en relaciones en las que no te sientes correspondida.

De nuevo, quiero recordarte que no hay nada malo en ti, y que existen muchos aspectos que influyen en la forma en la que te vinculas (muchos de los cuales escapan a tu voluntad). Aquí te dejo algunos aspectos que influyen:

- Apego inseguro desde tu infancia. Significa que te vinculas con los demás buscando la seguridad en la otra persona. Sentirte segura con tu pareja no es dependencia emocional insana; lo es si solo consigues sentirte segura con su presencia y nunca por ti misma.
- Baja autoestima. Sientes que necesitas a la otra persona para sentirte completa, y que sola no puedes. Valoras en exceso a los demás y demasiado poco a ti misma.
- Ideas sobre el amor romántico. Tus creencias sobre el amor refuerzan la idea de que el amor todo lo puede o que el amor es esfuerzo y sacrificio.
- Niña interior herida. Cuando tienes heridas puedes vincularte desde la necesidad de encontrar a alguien que te proteja y te cuide, o desde cuidar tú y salvar al otro. En ambos casos, no construyes relaciones equilibradas, sino que perpetúas el mismo patrón y forma en la que aprendiste a sentirte amada.
- Relación con violencia. El maltrato psicológico puede ser muy sutil y el propio proceso de violencia genera dependencia. Se intercalan comentarios de adulación excesiva con críticas sutiles o pequeños comentarios que te confunden, pero que terminas obviando porque la relación «sigue siendo lo mejor que te ha pasado nunca».
- Ambivalencia en la relación y refuerzo intermitente. Se genera con la otra persona un doble vínculo porque los mensajes que te llegan son ambiguos. Habrá momentos en los que te sientas muy conectada con la otra persona, y otros en los que sientas una gran distancia y se activarán tus heridas más profundas. Son relaciones muy inestables.

Es importante dedicarle un espacio al concepto de «refuerzo intermitente», porque es tremendamente adictivo y necesitas comprender cómo funciona para huir de ciertos patrones. Quiero explicarte lo que ocurre en las relaciones de sí pero no, en las que se emiten mensajes ambiguos, y a las que es muy fácil engancharse, especialmente si tienes un estilo de apego vulnerable al abuso. Porque lo que va a ocurrir es que te vas a esforzar mucho en mantener esta relación tóxica porque deseas desesperadamente volver a la fase «luna de miel», para así de nuevo sentirte válida y reafirmada. El refuerzo intermitente, junto con los efectos del trauma (nuestras heridas emocionales), nos hace adictas a la esperanza de conseguir la recompensa, a pesar de la evidencia de que estamos en una relación que no es segura para nosotras, y en la que se pone en riesgo nuestro bienestar emocional. En este tipo de relaciones, se crea un tipo de vínculo que no se basa en el amor (aunque sintamos que existe una conexión muy fuerte), sino en las sensaciones que provoca en nuestro cuerpo la interacción con la otra persona, y la búsqueda inconsciente por satisfacer nuestras necesidades infantiles.

En este tipo de relaciones ambiguas, hay días que sientes que la otra persona te trata como el amor de su vida, y otros días que lo hace con indiferencia y frialdad. Son relaciones en las que hoy te dicen una cosa y luego hacen otra, en las que la otra persona se compromete y mañana te hace creer que tú lo has entendido mal, así que, aparte de decepcionada, muy posiblemente también te sientas confundida. Son relaciones en las que puedes sentir que: «Cuando estamos bien, estamos muy bien, pero cuando estamos mal, estamos muy mal». Y esta sensación refleja una relación llena de vaivenes emocionales basada en la intermitencia, la sensación de que cuando estamos bien, nos sentimos tan unidas a nuestra pareja que queremos más y conectamos con la posibilidad de que realmente la relación puede funcionar; pero que, cuando estamos mal, discutimos, y las discusiones escalan de forma muy rápida, e incluso son irrespetuosas (de hecho, es muy posible que se presente algún otro tipo de actitud tóxica o de maltrato, como la manipulación, el chantaje o el castigo). Por ejemplo, tras una discusión, nuestra pareja deja de hablarnos y vuelve al cabo de unos días como si nada y, sin darnos cuenta, volvemos a estar en la fase de «estamos muy bien», y esto nos genera una gran inestabilidad emocional.

Ahora sí, ahora no. Ahora te quiero, ahora no te veo. Y es que, en realidad, el refuerzo intermitente se basa muchas veces en un patrón de alejamiento y acercamiento, de modo que es muy complicado saber qué creer, a qué atenerse y qué esperar. Ya no sabes qué expectativas tener respecto a la relación y a tu pareja, con toda la incertidumbre que esto provoca.

La intermitencia en las relaciones es muy adictiva, y cuanto más intensas son las situaciones que compartimos, más poderoso se torna el componente adictivo, pues percibimos todavía mayor diferencia entre cómo nos sentimos cuando estamos muy bien y cuando estamos muy mal. En este tipo de relaciones, la persona suele comenzar dándole a la otra lo que necesita, luego empieza a hacerlo de manera inconsistente y, finalmente, deja de hacerlo, retirándole toda la atención y consideración. Sentir que tu pareja te quiere a veces sí y a veces no, es desesperante. Ante tal incongruencia de tu pareja, tratarás de buscar una explicación que justifique lo que sucede: «Ha tenido un mal día», «Quizá he hecho algo que le ha podido sentar mal», «Ha tenido un pasado complicado y por eso ahora me trata así de mal a veces», «Tenemos mucho carácter», «Él es así», «Le cuesta mucho gestionar sus emociones», «Nos alteramos fácilmente», «Somos muy pasionales» o «Ya se sabe que cuando uno se enfada, no piensa lo que dice».

Tu cerebro intentará, por todos los medios, generar estabilidad y control con este tipo de justificaciones, pero no todo será tan fácil, porque no todo depende de ti. Así que, mientras la otra persona siga alimentando la inconsistencia, tú sentirás ansiedad, dolor y la contradicción de querer romper la relación y permanecer en ella a la vez.

La inconsistencia nos deja en un mar de dudas y, si no tienes una buena autoestima, te conecta con tu herida de que no eres suficiente y que hay algo de malo en ti. Y entonces empiezas a esforzarte y lo que te mantiene enganchada al otro es demostrar que eres querible y te vuelves dependiente de esa sensación.

Quiero recordarte que el hecho de que la otra persona no te quiera, o no te quiera como tú lo necesitas, no quiere decir que no seas querible. No se trata de ti, sino de las dinámicas y los patrones que se dan en la relación, que son lo que hace que te sientas confundida y dudes incluso de lo que sientes, interpretas y piensas.

¿Te has preguntado alguna vez por qué no puedes salir de una relación, aunque sepas que no solo no te hace feliz, sino que te hace daño y te está consumiendo? La respuesta es que no es una relación, sino una adicción, y nos obsesionamos tratando de averiguar qué es lo que tenemos que hacer para crear las condiciones que nos permitan de nuevo recibir lo que necesitamos de nuestra pareja, a costa de nuestra salud y paz física y mental. A costa de nosotras mismas, de nuestro mundo y de nuestras relaciones. Además, si ha habido violencia o maltrato (desgraciadamente, pasa mucho más de lo que nos gustaría), es probable que esté presente una baja autoestima, culpa, vergüenza y miedo. De alguna forma, seguimos en la relación/adicción porque en el momento en que la soltemos, caemos en lo que queríamos evitar con ella: la sensación de inseguridad, de no pertenecer, la soledad, el abandono, el vacío o la falta de conexión emocional. Es curioso, porque no queremos estar solas, pero nos sentimos terriblemente solas en este tipo de relaciones.

La dependencia emocional no es una etiqueta con la que cargar. Es un patrón que explica cómo puedes estar funcionando en tus relaciones. Para volver a ti, vas a tener que mejorar y cuidar tu red afectiva, aprender a poner límites, identificar y cuestionar tus miedos y reprocesar experiencias difíciles del pasado. Vas a tener que dejar de mirar al otro y empezar a invertir más tiempo y energía en ti. No quiero que te exijas no depender, sino que cuides muy bien de quien. Tienes que tener cuidado con las personas que eliges tener cerca porque cada una de ellas, tienen un gran impacto en nuestra vida. Quédate en aquellas relaciones que te ayuden a quererte más a ti misma y no al contrario.

Si hoy estás en una relación en la que sientes malestar, sufres mucho, hay momentos de euforia y momentos de absoluta tristeza y ansiedad, te invito a que respondas estas preguntas que te ayudarán a conectar con lo que quieres y es bueno para ti.

EJERCICIO

No se trata de lo que sientes por tu pareja, sino:
¿Cómo te hace sentir a ti?
¿Cómo está tu vida desde que tu pareja está en ella?
¿Sientes que hay reciprocidad y correspondencia en vuestra relación, o solo la sostienes tú?
¿Estás recibiendo lo que necesitas?
¿Cómo reacciona tu cuerpo cuando estás y no estás con él o ella?

Responder a estas preguntas te va a ayudar a poner el foco en ti y a tomar conciencia de si la relación en la que estás es segura para ti. Quizás comprendes que esa historia no te conviene, pero no te sientes con fuerzas para dejarla y es natural que ocurra. No es nada fácil salir de este tipo de dinámicas, pero mientras, lo que sí te pido es que trates de cuidarte lo máximo posible y si lo necesitas, pide ayuda, no tienes por qué hacerlo sola.

Necesitas lo primero de todo, potenciar tu autonomía: tienes que hacer cosas que te gusten, necesitas crear tu propio proyecto, crear rutinas en tu día a día que te lleven a construir una vida que te llene y que sea solo tuya. Cuida parcelitas donde solo estés tú o compartas con otras personas significativas para ti, pero no lo hagas todo con tu pareja. Encuentra espacios que sean solo tuyos y no te aísles, comparte tu vida y crea una buena red de apoyo, personas que son refugio para ti y con la que puedes disfrutar de tiempo de calidad.

Cuídate, empieza a tomar pequeñas decisiones que te beneficien y a pasar tiempo a solas contigo misma. Y es que, para pasar de la dependencia emocional disfuncional al apego seguro, necesitarás coger todo el amor que tienes para dar y, por primera vez, ver qué pasa si lo vuelcas en ti.

TU ESTILO DE APEGO, TU RELACIÓN Y TUS PAREJAS

Siento que en un libro donde todo gira alrededor de quién estás siendo tú en tus relaciones tenemos que entrar un poco más profundamente en el tema del apego, pues comprender tu historia y tu forma de vincularte hará que te sientas un poquito más ligera, más amable contigo, y que puedas mirar esas partes de ti que quizás nunca habías mirado y que necesitan ser vistas para que se vuelvan menos rígidas. Este será el primer paso para que puedas reparar tu forma de relacionarte y hacerlo desde un lugar más calmado, seguro y sano para ti.

Ahora ya sabes que la forma con la que te vinculas y construyes tus relaciones con los demás no es casual, sino que tiene mucho que ver con el vínculo que tuviste con tus cuidadores en tu edad más temprana. La forma en la que te mostraron amor, cuidado y protección han sentado las bases para que puedas sentirte segura y confiada con los demás (o no), y es el modelo que recreas una y otra vez en tu espacio de intimidad. No pretendo desarrollar aquí la teoría del apego ni ser muy técnica, simplemente me gustaría darte algunos datos que te ayuden a mirarte por dentro y te faciliten identificar tu patrón, tus mecanismos de protección y tus miedos. Así con mucho amor, podrás abrazar la parte de ti que necesita ser escuchada, cuidada y sentirse segura, para que todo lo que te llegue de fuera no siga pareciéndote insuficiente o amenazante.

La relación con nuestros padres es nuestra primera relación importante, y a través de ella creamos nuestra autoestima, estilo de apego y modelo de amor. Si nuestra conexión fue débil y la necesidad de seguridad, cuidado y amor no fue cubierta, puedes temer el contacto e intimidad con los demás, y necesitas protegerte y resolverlo todo por ti misma, o por el contrario, sentir que sola no puedes y depender siempre de los demás para cubrir tus necesidades. Según el trato que recibiste o que tú interpretaste, aprendiste unas estrategias u otras para protegerte o para conseguir calmarte, y seguramente muchas de ellas las sigues utilizando hoy siendo una mujer adulta.

En este punto es importante recordarte que no hablamos de lo que realmente ocurrió en tu infancia, sino de lo que tú, como niña, interpretaste y sentiste. Puede que nos hayan querido, pero que hayamos interpretado que no lo suficiente o no en la forma en la que a nosotras nos gustaría, y, en función de lo que tú creíste en base a esas primeras relaciones significativas, tendrás unas determinadas carencias, expectativas, pensamientos y emociones en las siguientes relaciones que tengas, y de ello dependerá tu patrón de apego.

Puede que ahora te preguntes si se puede activar un estilo de apego con unas personas y con otras no. La respuesta es que sí, por eso puedes sentirte una mujer muy autónoma y segura en tu trabajo y con tus amistades, y muy ansiosa en tus relaciones de pareja. O sentirte muy segura con tu pareja actual y haber sido muy ansiosa en una relación anterior (quizás con una pareja que no era segura para ti). Si tus heridas están muy abiertas y tu nivel de inseguridad es muy alto, la realidad es que tu apego se puede activar en cualquier situación, porque observarás tu mundo a través de estas heridas, miedos y creencias irracionales, y sentirás abandono y rechazo constantemente; de hecho, lo buscarás en tus relaciones porque es lo que esperas que ocurra.

Y lo peor es que esas sensaciones que nos despierta esa persona o relación muchas veces las interpretamos como amor, porque lo que sentimos es algo muy fuerte, doloroso o intenso; nos sentimos muy conectadas a la otra persona por todo lo que nos mueve; sentimos que realmente esa persona es especial por todo lo que nos hace sentir cuando, en realidad, lo que sentimos no es amor, es dolor; no es intimidad, es ansiedad.

En apartados anteriores, hemos visto por qué es natural sentir dependencia emocional hacia nuestras parejas, una dependencia bien entendida como interdependencia. En este apartado, verás cómo la dependencia emocional disfuncional está relacionada con el estilo de apego, especialmente con el apego inseguro ansioso (aunque también puede desarrollarse en otros tipos de apego), que describiremos con detalle a continuación.

Durante toda nuestra vida necesitamos tener figuras de apego, en las que buscamos seguridad, amor, protección y calma en momentos de vulnerabilidad. Cuando somos niñas, somos absolutamente dependientes para sobrevivir, y nuestros padres o cuidadores son figuras de apego para nosotras, pero no al revés. Sin embargo, y esta idea es clave, en nuestros vínculos adultos debe haber correspondencia. Cada una de las personas dentro de la relación será figura de apego para la otra, y de la misma manera que tú cuidas, te sentirás cuidada. Si esto no se da, el apego se convierte en disfuncional, cuando quieres algo que la otra persona no te está dando. Esto suele darse cuando nos apegamos a personas con las que no hay un vínculo real, cuando se da una idealización de la relación que se podría llegar tener, y se fantasea sobre cómo es el otro, que nada tiene que ver con lo que es realmente. En estos casos, de alguna forma, nos estamos enamorando de nuestra propia mente, sin conocer a la persona real.

Es cierto que la fantasía y las expectativas, acompañadas de apego y necesidad de fusión con el otro, forman parte del juego del enamoramiento y, si hay correspondencia, no hay nada de malo en disfrutarlo. Simplemente, recuerda que lo que ves al principio de la relación no es real; conoce a la persona y asegúrate de que existe ese equilibrio, porque, si no, entrarás en un lugar que no es seguro para ti, en el que no hay una correspondencia real, y ahí, vas a sufrir.

La correspondencia es la base de un apego sano.

Para que puedas reconocer tu tendencia a la hora de relacionarte, voy a trazar un pequeño mapa con las características de cada estilo de apego y de cómo se comportan en la pareja. Esto te ayudará a comprender muchas cosas que quizá hasta ahora no habías podido poner en palabras, y por las que te juzgabas por sentir lo que sentías, cuando la realidad es que lo que se activa en ti es tu forma de protegerte, tu forma de buscar ese cuidado y esa seguridad en los momentos en los que te sientes vulnerable. Ahora veremos si lo haces de una forma adecuada o no para ti, pero es importante que te valides, que le des su lugar a tu tipo de apego y que aceptes tu tendencia.

No voy a entrar en explicaciones de cómo se construye cada estilo de apego. Aquí lo esencial es saber que el apego se ha construido a través de nuestros primeros vínculos afectivos y que, en función de lo consistentes y sensibles que fueron nuestros padres o cuidadores con nuestras necesidades, habremos desarrollado un estilo de apego u otro, y que esto tiene consecuencias directas en la forma en la que regulamos nuestras emociones como adultas y, en base a nuestras experiencias, hemos ido creando nuestros propios esquemas mentales sobre nosotras mismas y sobre los demás.

Recuerda que esto es una guía sobre cómo se comporta cada estilo de apego en las relaciones. Utilízala como herramienta, pero no te etiquetes porque tú y tu historia sois muy complejas como para reduciros a unas cuantas líneas. Yo no te conozco, pero intuyo cómo te puedes sentir, basándome en lo que he observado en las muchas mujeres a las que he acompañado, en mi propia experiencia y en otros profesionales que han estudiado y teorizado sobre el tema (al final del libro encontrarás las referencias que he utilizado para esta obra).

Te animo a que leas cada estilo de apego, pues estoy segura de que te vas a sentir identificada con alguno de ellos. Sé amable contigo misma, recuerda que es la forma en la que aprendiste a cuidarte y, si hoy sientes que ya no te sirve, te daré algunas pautas para que puedas, con mucho amor y mimo, ir reparando tu apego para hacerlo más seguro. Pero recuerda que tu tendencia es la que es y tienes que aceptarla.

Apego inseguro ansioso

Este estilo de apego es el más común en las relaciones de dependencia, y la mayoría de las mujeres a las que acompaño se sienten muy identificadas con él. Yo también.[1] De hecho, recuerda la fórmula que te doy a continuación, puede servirte como idea clave:

1. Es importante aclarar que hombres y mujeres sentimos y experimentamos de la misma forma, aunque es cierto que nosotras nos podemos sentir más identificadas con el apego ansioso y ver en

Apego inseguro + refuerzo intermitente = dependencia emocional.

A veces cuesta identificarse con este tipo de apego, porque generalmente, cuando hablamos de dependencia emocional, nos imaginamos que las mujeres que viven las relaciones de esta forma son inseguras, sumisas y con baja autoestima (son estereotipos que tenemos que ir rompiendo). Mujeres que en otros ámbitos de la vida podemos mostrarnos fuertes, seguras y poner nuestros límites, puede ser que en relaciones de pareja no sepamos gestionar nuestra vulnerabilidad, y necesitamos que sea nuestra pareja quien nos valide y corrobore que somos suficientes. Cuando no estamos bajo la mirada de un compañero o compañera, nos sentimos seguras. Cuando nos vinculamos, sentimos ansiedad. Así que, antes de nada, creo que es necesario romper la creencia de que este tipo de apego solo se da en mujeres más dependientes, ya que puede aparecer en cualquiera de nosotras.

Sentimos esta contradicción porque somos mujeres independientes, pero, cuando nos vinculamos, sufrimos mucho.

En este estilo de apego, el foco lo ponemos en la otra persona y necesitamos constantemente analizar todas las señales que la pareja nos muestra para saber si está o no disponible para nosotras. De modo que todo lo que hace el otro es sumamente importante y hace que estemos siempre en alerta y en lucha, buscando su atención. Existe una necesidad profunda de que el otro te vea, te tenga en cuenta y te elija. Nos esforzamos para generar contacto, provocar una reacción en el otro y sentirnos vistas, y en muchas ocasiones, ni siquiera será de una forma nutritiva y sana. A veces una discusión nos puede llevar a la calma, simplemente porque sentimos que la otra persona nos ve.

---

el perfil de apego evitativo a los «hombres» con los que nos hemos vinculado, pero también podría darse al revés. No hay normas, cada persona es única y cada una tiene su manera de amar; si bien es cierto que podemos intuir que está relacionada con la crianza y los roles de género.

Esta necesidad de que la otra persona nos valide y quiera hace que estemos tanto en el otro que nos desconectamos de nosotras mismas, de lo que queremos y necesitamos dentro de la relación, que no comuniquemos desde un principio lo que no está bien para nosotras, que no pongamos límites y, si los ponemos, no seamos coherentes con ellos. La relación se prioriza tanto que incluso podemos traicionarnos a nosotras mismas con tal de recibir el amor de la pareja, porque no nos sentimos suficientes. Somos mujeres que no aprendimos a estar tranquilas en nuestros vínculos, que no sentimos que los demás puedan estar para nosotras, y lo que hacemos es dar para que nos reconozcan; nos esforzarnos para ganar amor, e insistir para que nos quieran y nos valoren.

Si tu tendencia es el apego inseguro ansioso:

- Pones a la otra persona en el centro de tu vida.
- Necesitas crear vínculos de una forma muy rápida y deseas fusionarte con el otro.
- Necesitas pasar mucho tiempo con tu pareja (es tu forma de sentirte a salvo).
- El miedo que se activa cuando estás en pareja es que te dejen, y harás cuanto sea para evitarlo aunque, inconscientemente, construirás relaciones con personas que te van a abandonar y van a confirmar la creencia de que siempre te abandonan.
- Si hay una discusión, necesitas hablarlo y resolverlo ya. Cada conflicto lo vives como un drama y con la sensación de que la relación puede acabar.
- Necesitas que la otra persona te dé señales de que todo está bien y así poder calmarte. Te regulas solo a través del otro.
- Sientes ansiedad y malestar por ser abandonada.
- Analizas cualquier señal de cambio en el otro, y sientes que hay algo que tiene que ver contigo.
- Siempre estás en alerta; necesitas controlarlo todo.
- Sientes que necesitas la ayuda de otra persona para poder sentirte bien.
- Sueles sentirte hipervigilante, nerviosa o ansiosa, lloras con facilidad, te sientes excitada, etc.

- Las relaciones te desgastan mucho.
- Tiendes a ser complaciente y a no poner límites.
- Necesitas confirmar constantemente que la otra persona te quiere a través del control, revisando las redes sociales, el estado de WhatsApp, etc.

Apego evitativo

Si una persona con tendencia al apego ansioso busca la fusión y la intimidad, alguien con apego evitativo teme el vínculo, aunque no siempre sea de forma consciente. Puede sentir que sí quiere una relación, se puede mostrar disponible, pero que en realidad no esté emocionalmente disponible, ya que no se abre y no conecta emocionalmente. De este modo, mandará mensajes ambiguos, vivirá relaciones de «ni contigo ni sin ti», se mostrará inconsistente y entrará en dinámicas de ahora me alejo, ahora me acerco (de refuerzo intermitente), todas ellas estrategias para protegerse. Tiene la sensación de querer vincularse, pero a la vez no quiere porque teme perder su independencia.

Como resultado de ello, siempre es él o ella quien marca el ritmo de la relación y pone límites para proteger su espacio. Como en algún momento aprendió que no podía confiar en los demás y tenía que resolverlo todo por sus medios, que si se mostraba, le hacían daño, que en situaciones de vulnerabilidad no había nadie en quien apoyarse o estaba expuesto o expuesta a una crítica, necesita aumentar la distancia emocional para calmarse y regularse. Es su manera de cuidarse y de cuidar la relación.

Encontrará excusas para que las relaciones no avancen, buscará fallos en la relación y en la persona con la que está intimando, para justificar la idea de que dicha persona no es para él o ella y reforzará el sentimiento de que no existe nadie para él o ella. Cuando llega el momento de profundizar en una relación, retrocede porque siente que le exigen cambiar y se verá invadido o invadida.

Si tu tendencia es el apego evitativo:

- No quieres conectar con lo que sientes.
- Eres muy autónoma e independiente, y esto puede resultar muy atractivo en un inicio para tus parejas, pero la realidad es que no te vinculas, no te implicas emocionalmente, y te asusta demasiado que te vuelvan a hacer daño y sentirte rechazada.
- Tu independencia está por encima de todo lo demás. No es una elección, es un miedo.
- Idealizas mucho y no sueles estar conectada con tu pareja actual, a la que buscas fallos constantemente. Idealizas relaciones pasadas o el futuro, y sientes que la relación que estás viviendo en este momento no va a funcionar.
- Las relaciones no te generan mucho malestar.
- Sueles relacionarte con personas casadas, que viven lejos, etc., porque esto te da la seguridad de que no te van a pedir más intimidad. Te vinculas con personas que no van a querer un vínculo (aunque puedas autoengañarte y decirte que tú sí quieres vincularte).
- Te puedes comportar como una pareja, pero no buscas una relación comprometida.
- Sientes que quieres vincularte porque también tienes tus necesidades y quieres cubrirlas, pero lo evitas por miedo a la intimidad, a mostrar tu vulnerabilidad, a no gustar o a no estar a la altura.
- No te sientes cómoda hablando de tus emociones.
- Tienes poca responsabilidad afectiva.
- Necesitas buscar cualquier excusa para alejarte de alguien (es un patrón que se repite).
- Tu forma de protegerte es destruyendo la intimidad.
- Te retiras cuando sientes que la relación pide más intimidad.
- Te puedes sentir perseguida en tus relaciones.
- Sueles evitar el conflicto y necesitas prepararte antes de tener una conversación. Te regulas por ti misma.

Apego seguro

Podrás identificar si tu tendencia es el apego seguro si vives tus relaciones desde la calma, sabiendo lo que quieres y lo que no, siendo muy coherente con tus valores y tus necesidades, y muy clara en tus límites. Te sientes muy cómoda en la intimidad y en la cercanía de la relación, pero también necesitas tiempo para ti misma, disfrutas de tu soledad y cultivas otras áreas de tu vida. Tu pareja es importante, pero no es el centro de tu mundo. Serás muy sincera en tus relaciones, comunicas lo que te gusta, lo que quieres, lo que necesitas y cómo te sientes.

Si empiezas a vincularte con otra persona y te das cuenta de que lo que te ofrece no encaja con el tipo de relación que quieres para ti, se lo dices. No vas a justificar la ambigüedad del otro. Ni te adaptas, ni dejas de mostrarte tal como eres porque sabes lo que mereces, y tienes muy claro lo que no eliges para ti.

Cuando estás en pareja, no hay tal necesidad de fusión, ni vives las relaciones con el miedo constante a que tu pareja se vaya. Al contrario, vives y disfrutas la relación, te sientes correspondida y, si en algún momento no lo sientes así, serás clara con la otra persona. En las relaciones íntimas, no se activan tus miedos, y te sientes segura y en calma. Construyes relaciones equilibradas y simétricas, donde tú y tu pareja os miráis de frente: es una relación entre dos adultos, donde cada uno de vosotros se hace cargo de sus partes heridas.

Si tu tendencia es el apego seguro:

- Te sientes cómoda en la intimidad de la relación.
- Necesitas tiempo para ti.
- Te encanta compartir con tu pareja, pero no sientes la necesidad de fusión.
- Comprendes que tu pareja tiene sus propios deseos y necesidades.
- No hay adicción al conflicto, pero tampoco se evita. Simplemente se comunica con honestidad cómo te sientes y tratas de reparar algo si es necesario.
- No te sientes preocupada en tus relaciones.
- Sabes poner límites y eres coherente con ellos.
- Construyes relaciones sanas y eliges a personas seguras para ti.

- El concepto que tienes de ti misma es bueno, como también lo es el de los demás.
- No vives las relaciones desde el miedo y la ansiedad.
- Sabes interpretar las necesidades de los demás.
- Cuidas y te sientes cuidada en tu relación.
- Si una persona no es para ti, sabes salir de la relación aunque sea doloroso.

Apego desorganizado

Este estilo de apego es el más complejo y suele ser el resultado de una infancia en la que ha habido abusos y negligencia. No voy a extenderme porque en este caso podemos estar hablando de trauma (en mayúsculas), y este no es el contexto ni yo la profesional para abordarlo.

Quiero señalar únicamente que, con esta tendencia de apego desorganizado, tendremos unas relaciones muy caóticas y contradictorias. Sentiremos, por un lado, el deseo de fusión y, por otro, la necesidad de desconectar de nuestra pareja. Construimos relaciones inmersas en dinámicas de enfado, poder, manipulación, y no mostraremos vulnerabilidad ni reparación del vínculo. Queremos intimidad, pero tenemos tanto miedo a que nos rechacen, que acabamos autoboicoteándonos. Este tipo de apego es una mezcla del ansioso y el evitativo, quizá así se pueda comprender mejor.

Ahora que conoces los cuatro tipos principales de apego (ansioso, evitativo, seguro y desorganizado), sin juzgarte ni etiquetarte, y de forma sincera, te animo a que hagas el siguiente ejercicio.

EJERCICIO

Escribe aquellos aspectos en los que te has sentido identificada. Observa cómo actúas cuando te sientes insegura dentro de una relación, y date cuenta de qué es aquello que te activa y con qué parte de tu historia te está conectando. Por último, toma conciencia del patrón que se repite y observa cómo lo trasladas a tus relaciones.

Por tu experiencia, puede que hayas observado que las personas con apego ansioso y las personas con apego evasivo se van a encontrar constantemente creando relaciones tóxicas, en las que los rasgos de cada uno de ellos todavía se potencian más. Recuerda, por ejemplo, cuando te explicaba que tú puedes ser una mujer con tendencia al apego ansioso, pero sentirte en calma en una relación segura y sentirte obsesionada en una relación basada en el refuerzo intermitente.

No quiero generalizar, pero, si me baso en todas las mujeres que he acompañado, la mujer suele tener un estilo más ansioso y, el hombre, evasivo. Esto nos servirá como guía, pero no es una norma, es simplemente un patrón que se repite mucho. Detrás de la mujer ansiosa, hay una persona que ha aprendido a ganarse el amor e idealiza el amor romántico, el amor que duele. Detrás del hombre evasivo, hay una persona vulnerable que necesita a alguien que lo idealice. Ella quiere sentirse querida, que la cuiden, tener proyectos en común con su pareja y busca cercanía e intimidad. Él no quiere implicarse emocionalmente y pondrá sus normas en la relación porque teme la intimidad.

Si observas las necesidades que tienen cada uno de ellos dentro de la relación, puedes ver que hay un gran desequilibrio y lo que va a ocurrir es que ella, en esa búsqueda de proximidad, va a empezar a dar mucho en la relación y él, cuanto más reciba y más exigencias sienta, más se retirará. A su vez, cuanto más hace esto el hombre, la mujer está más ansiosa y da más, porque se le activan de nuevo pensamientos del tipo: «No lo quiero perder», «Quiero que vuelva a ser lo de antes», «No me voy a volver a enamorar» o «No voy a sentir nunca más lo que siento por él».

En esta dinámica, ambos confirman sus creencias: ella (apego ansioso) la de que «Cuando me muestro, me abandonan», y él (apego evasivo) la de que «Me tengo que proteger para que no me hagan daño, y siento que la otra persona no me acepta como soy y me está rechazando».

En definitiva, si ella se protege de un posible abandono, él lo que hace es protegerse de un posible rechazo, así que lo que hace es huir antes de que pueda suceder y se aleja, necesita hacerlo; no tiene que ver con ella, tiene que ver con él, aunque ella, tras cada distanciamiento, se sienta confundida, insegura, ansiosa y triste y se crea responsable de la actitud del otro.

Si este tipo de dinámicas te resultan familiares y te reconoces, seguramente ya sabrás que en estas relaciones se sufre, y mucho. Contesta con sinceridad las siguientes preguntas. Quiero que empieces a tomar decisiones.

EJERCICIO

Hazte las siguientes preguntas: ¿qué conclusiones sacas sobre ti misma cuando sientes que la otra persona se aleja? ¿Cómo podrías ser más amable contigo misma y cuidarte en esta relación?

El vínculo entre personas con apego ansioso y evitativo es muy delicado y hace que la relación sea un «drama»; es decir, una verdadera montaña rusa emocional con discusiones constantes, y más momentos de ansiedad y malestar que de conexión real. De nuevo, el gran problema es que se puede confundir esta intensidad emocional con el amor. Lo que estás sintiendo nada tiene que ver con el amor, sino con lo que se activa en ti como respuesta a la falta de seguridad del otro, ya que el distanciamiento es real. Si la otra persona no tuviera ese apego evasivo, no despertaría en ti tanto malestar ni ansiedad (no tocaría tus heridas), y es por esto que es tan importante elegir bien a nuestras parejas, elegir a personas que nos den paz, a personas disponibles que cubran nuestras necesidades afectivas, que nos hagan sentir seguras y no dudar de nosotras mismas.

Me gustaría aclarar que a pesar de todo lo que he explicado, hay parejas con estilo ansioso y evitativo que sí funcionan, pero no quiero que te enganches a esta idea para seguir luchando en tu relación, pues no es algo que te corresponda solo a ti. Para que una relación funcione y sea nutritiva, ambos miembros de la pareja tienen que ser conscientes de su tendencia y reconocer sus patrones, sanar sus heridas y aprender a crear vínculos seguros. Para esto, tiene que existir el compromiso, las ganas y la firme determinación de crear un apego seguro a través de acciones muy concretas. Tu pareja y tú tenéis que ser un equipo en el proceso de crecimiento, y cada uno hacerse cargo de su historia, solo así podrás sentirte en calma. Todo se aprende, pero recuerda que tú no podrás hacer el proceso por tu pareja: cuidar la relación es responsabilidad de dos.

CONSTRUYENDO UN APEGO SEGURO

El tema del apego nos da mucha claridad y nos ayuda a comprender por qué hacemos lo que hacemos, y también nos permite ser más compasivas con nosotras mismas. Seguramente, habrás podido identificar tu tendencia, tu historia y ver cómo te relacionas. Ahora ya sabes que tu estilo de apego va a influir directamente en la forma en la que regulas tus emociones y te vinculas con los demás. Y también eres consciente de que donde más se manifestará es en las relaciones más íntimas.

Hasta ahora te he acompañado para que tomes conciencia y puedas observarte a ti misma, pues siempre es el paso previo a cualquier tipo de acción. Ahora, probablemente te estarás preguntando si es posible regular tu estilo de apego, porque entiendo que tú, igual que yo, lo que quieres es vivir las relaciones desde un lugar más sosegado, donde no sientes que tus miedos lo inundan todo, y la respuesta es que sí: puedes construir un apego seguro en el presente.

Si me estás leyendo, seguramente en tu infancia no pudiste construir un apego seguro, así que en las siguientes líneas voy compartir algunas pautas para que empieces a hacerlo desde ahora. Es muy importante recordarte que no siempre podrás realizar este camino sola, y que lo ideal sería que pudieras hacerlo sostenida por un terapeuta. De todas formas, todas las pautas que te voy a indicar son seguras para ti, así que, con mucho amor, compasión y siempre respetando tu ritmo, puedes empezar a llevarlas a la práctica en tu día a día, para pasar de un apego ansioso o evitativo a uno seguro. Estas pautas son resultado de mi experiencia acompañando a mujeres y de mi formación, y al final del libro recomendaré talleres y lecturas que pueden ayudarte a seguir explorando.

Ahora sí, vamos a ver juntas cómo puedes reparar tu estilo de apego. Para empezar, es importante que tengas en cuenta que necesitas trabajar dos pilares fundamentales: la confianza en ti misma y la confianza en los demás.

La confianza en ti misma

Es el principal pilar para empezar a trabajar el apego inseguro ansioso y repararlo hacia un apego seguro. Para lograrlo necesitas:

- Aprender a regularte emocionalmente y saber tranquilizarte por ti misma (autorregulación).
- Aprender a cuidar de ti misma.
- Ponerte como prioridad.
- Aprender a poner límites (que tanta falta hace en las personas con dependencia).
- Cuidarte.

- Ser compasiva contigo misma.
- Desarrollar un espacio exclusivo para ti.

Las personas con apego ansioso (podríamos también decir que con tendencia a la dependencia emocional), no confían en sus propios recursos para sostenerse y regularse a nivel emocional, porque nadie les enseñó ni ayudó a hacerlo correctamente. Por este motivo, gran parte del trabajo que tenemos que hacer en este proceso es aprender a autorregular nuestras emociones, sin que sea necesario siempre contar con otras personas que estén disponibles para hacerlo. Esta práctica hará que seamos cada vez menos adictas al vínculo, y que tengamos menos propensión a serlo.

¿Qué puedes hacer cuando necesitas regularte y calmarte?

- Poner nombre e intentar identificar lo que estás sintiendo.
- Sentir sin juzgarte, validando tus sentimientos, aceptando que todas las emociones son adecuadas y que tienes derecho a sentirte así.
- Expresa la emoción en la forma que necesite tu cuerpo. Esto te permitirá volver a tu centro y acompañarte en tus emociones.
- Explora qué es lo que necesitas y qué es lo que te sirve a ti. Busca lo que a ti te hace sentir bien.

Si no estás acostumbrada a permitirte expresar determinadas emociones, posiblemente al principio te encuentres con ciertas dificultades y resistencias. Es natural. Respeta tu proceso y ritmo y, con mucho amor, puedes invitarte a hacerlo de una forma en la que a ti te resulte cómoda, así que prueba hasta encontrar cuál es la manera que tienes de autorregularte. El objetivo es que aprendas a regularte por ti misma, y la única forma de hacerlo será practicando y necesitarás hacer este proceso tú sola.

No se trata de que no necesites a nadie en los momentos en los que te sientes baja de ánimo, ansiosa o triste, ya que es realmente bonito tener nuestra red de apoyo y sostén. Sino de que puedas regularte por ti misma cuando estas personas no estén, de que te sientas capaz de sostener cualquier emoción y aprendas a estar contigo misma. Así que, la próxima vez que sientas una emoción desagradable, pon en marcha este esquema de forma consciente y con amabilidad hacia ti misma. Está bien si sientes que no es el momento o que no estás preparada. Es natural no estarlo si has estado siempre acompañada en el proceso. Si sientes que puedes empezar a practicarlo, sí que te recomiendo hacerlo. Prueba a ver qué ocurre si esta vez quien te acompaña eres tú misma.

La confianza en los demás

Es el pilar principal para trabajar el apego inseguro evitativo y repararlo hacia un apego seguro. Para lograrlo necesitas:

- Permitirte mostrarte auténtica.
- Pedir ayuda.
- Mostrarte vulnerable.
- Conectar emocionalmente con otra persona para calmarte (se llama corregulación).

Si tu tendencia es el apego evitativo, puede que conectes con la sensación de vacío y soledad. Es una soledad que viene de relacionarte de forma superficial, sin intimar con los demás. Es probable que tengas la sensación de que no puedes mostrarte, conectar emocionalmente, y sientes que tienes que hacerlo todo por ti misma y que no puedes esperar que hagan nada por ti. Es la sensación de no conectar en tus relaciones a un nivel profundo y no puedes simplemente porque no te han enseñado a hacerlo.

En su infancia, las personas con apego evitativo, de alguna forma, sintieron que sus cuidadores reforzaban aquellos comportamientos relacionados con su independencia y, posiblemente, no se sintieron acompañados a nivel emocional. Quizá sus padres no validaban lo que sentían, eran algo distantes y fríos, y no estaban disponibles emocionalmente. Es por este motivo que te puedes sentir incómoda cuando tienes que hablar de tus emociones o cuando se espera de ti que entres en un plano más personal e íntimo: puedes sentir que no sabes mostrar tu vulnerabilidad y que, además, te cuesta reconocerla. Y el problema es que sin vulnerabilidad no hay conexión ni intimidad con los demás.

Si te sientes identificada con este estilo de apego, necesitarás aprender a hacerte amiga de tu vulnerabilidad, a abrirte y mostrarte, aunque al principio cuando lo hagas te acompañen el miedo y la vergüenza, porque para sanar necesitas abrirte. Sé que no te sentirás segura con todo el mundo para hacerlo, de modo que es muy importante que elijas bien a las personas con las que te quieres compartir. Habrá otras con la que estará bien que te protejas, pero no puedes protegerte de todo el mundo, ya que, si sigues haciéndolo, no podrás escapar de esta sensación de soledad.

Con mucho amor, date permiso para pasar a la acción. Antes de hacerlo, asegúrate de que le importas a la persona con la que te vas a abrir y compartir tu historia, que sabe acompañarte, escucharte y recoger con cariño lo que le dices. Escoge con cuidado.

¿Qué sería mostrar tu vulnerabilidad y abrirte? Llamar a esa amiga y explicarle una situación que hoy te inquieta o te hace daño. O bien hablar con tu pareja y decirle que sientes que no puedes con todo y que necesitas contar con él o ella. O compartir con tu socia que te exiges demasiado y que a veces te parece que no estás a la altura y necesitas ayuda. Llora si lo necesitas y pide un abrazo. Muéstrate auténtica. Ser vulnerable es ser capaz de mostrar tu parte más insegura sin perder, por ello, fortaleza.

Comparte con quien tú elijas cómo te sientes hoy y deja que la otra persona te acompañe. Mostrarte vulnerable no te hace débil. Necesitar a los demás no te hace dependiente. Eres vulnerable y eres fuerte: todas estas partes están en ti.

¿Cómo se practica la vulnerabilidad?

- Pide ayuda.
- Di «te quiero» cuando lo sientas.
- Expresa a la gente lo que necesitas en cada momento.
- Comparte tus creencias y tu forma de ver el mundo.

- Sé honesta y, cuando estés en un momento en el que te sientas baja de ánimo, triste o asustada, hazle saber a la otra persona que no estás bien.
- Expresa cómo te sientes.
- Pide perdón y discúlpate cuando sea necesario.
- Acepta que no eres perfecta, que no todo se te da bien, que no tienes por qué poder sola con todo, y que eres humana y también tienes debilidades.

La realidad es que no puedes elegir ser vulnerable o no, todo el mundo lo es. Pero sí puedes elegir cómo relacionarte con tu vulnerabilidad. Observa tu belleza cuando eres vulnerable, acéptala sin sentirte culpable o menos válida. Si conectas con el sentimiento de no ser suficiente o querible, recuerda que seguramente en algún momento te hicieron sentir así, y justo ahora lo que necesitas es darte lo que no te dieron: traer de vuelta a tu mujer adulta y abrazar a tu niña interior herida.

Recupera tu poder, pon de nuevo el foco en ti y en la relación que tienes contigo misma.

EL AMOR NO ATA: ¿CÓMO SABER SI ESTÁS EN UNA RELACIÓN TÓXICA?

Hay relaciones que realmente son fáciles desde el principio: sientes que la otra persona es para ti, hay calma, reciprocidad, coherencia, y el vínculo se siente seguro. La otra persona simplemente está. Esto no significa que tenga que estar físicamente todo el tiempo o escribiéndote a todas horas, sino que la sentimos cerca, incluso en los momentos en los que no está. Esto es importante porque muchas veces nos sentimos muy conectadas a nuestra pareja únicamente el día que nos vemos, pero, después, el resto de días, hay una falta de conexión y de comunicación, que hace que vivamos la relación desde la intranquilidad. De repente, parece que todo lo que sentíamos y nuestra complicidad se diluyen, y sentimos que solo nosotras vivimos todo lo que está pasando de esta forma tan intensa y especial.

Puedes ver que hay relaciones que se sienten tranquilas y hay otras que nos generan grandes altibajos y, aun así, hay personas que han asumido que la conexión que sienten es tan fuerte que se trata de amor, porque, definitivamente, hemos confundido ansiedad con intimidad.

Hay relaciones en las que sentimos que podemos ser nosotras mismas y expresar al otro cómo nos sentimos, y relaciones en las que sentimos que tenemos que recortarnos y no nos mostramos auténticas porque sentimos que la otra persona se puede agobiar, sentir que le exigimos demasiado o pensar que somos demasiado intensas. De modo que, ¿cómo saber si te estás esforzando y estás cediendo demasiado en una relación, o simplemente tu pareja y tú os estáis reajustando para seguir caminando juntos? Creo que es cuestión de intuición y que, en el fondo, tú lo sabes, tu cuerpo lo sabe y te envía señales. Cuando día sí y día también hay conflictos, hay ansiedad, no puedes ser tú, la otra persona no valida lo que tú sientes, seguir en esa relación supone renunciar a cosas que para ti son realmente importantes y no tiene sentido.

No basta con sentir que amamos a otra persona para sostener una relación. Se necesita mucho más que esto: respeto, apoyo, confianza, límites, espacio para crecer y poder ser tú misma, así como dos personas que estén dispuestas a dar, pero también a recibir. Es irreal esperar que nunca habrá conflictos, que tu pareja siempre estará disponible para ti, que tienes que ser el centro de su vida o que tu pareja sabrá lo que te pasa en todo momento. Pero sí que puedes esperar sentirte siempre segura. Las relaciones no funcionan solas, hay que cuidarlas. Las relaciones no se luchan, se construyen y construir es cosa de dos.

Así que cuando no tengas muy claro si te estás esforzando demasiado en una relación, escucha cómo se siente tu cuerpo y cómo está tu energía al lado de la otra persona. Si sientes que te has perdido en el otro por hacer que la relación funcione, si te sientes cansada de sostenerla y de dar tanto, si esperas siempre que algo cambie o si a veces piensas que estarías mejor sola, aunque de repente aparezcan todos tus miedos, este lugar no es para ti. A veces hablamos de amor cuando realmente se trata de dependencia emocional, y seguimos sosteniendo una relación porque:

- No podemos soportar la idea de perder a la otra persona.
- Hay cosas que preferimos no decir para evitar que se enfade.
- Si no hablamos con la otra persona, sentimos que nuestro estado de ánimo cambia y nos cuesta funcionar bien en el día a día.
- Antes de decidir nada, necesitamos que la otra persona nos comparta su opinión y nos valide.
- Sentimos que tenemos que renunciar a nuestras necesidades y anteponer las de la otra persona, porque son más importantes.

Nos han contado que esto es lo que sucede cuando amamos de verdad y nos han engañado con las ideas distorsionadas del amor romántico. Pero la realidad es bastante distinta, ya que todas estas creencias no reflejan amor, sino una relación cuyo apego probablemente sea poco sano.

Es evidente que las relaciones de pareja, en algunos momentos, pueden ser complicadas, pero las relaciones tóxicas van más allá de eso. Por este motivo, quiero compartir cómo te sientes cuando estás en una relación tóxica:

- Sientes que tu relación, en lugar de hacerte sentir calma y seguridad, te resta e implica mucho esfuerzo y energía.
- Vives con un sentimiento de culpa permanente alrededor de tu relación.
- Evitas según qué comentarios o conversaciones para que la otra persona no se enfade, y sientes que hay temas que «es mejor no tocar».
- Hay momentos en los que sientes que «estáis muy bien», pero otros en los que tu pareja te «castiga» con silencios o se muestra muy fría y distante.
- Recibes comentarios por parte de tu pareja que te hacen sentir inferior a él o ella.

- Tu pareja te compara con otras personas (por ejemplo, su expareja), y te hace sentir insuficiente.
- Sientes la necesidad de justificar, disculpar o minimizar aquello que tu pareja hace y que te duele.
- Sientes que has cambiado desde que estás con esta persona. Seguramente te sientes más apagada, menos espontánea o más inquieta.
- Tu pareja consigue, a través de la manipulación (haciéndote sentir culpable), que hagas cosas que van en contra de tus intereses y necesidades.
- Tu pareja no valida tus problemas ni lo que sientes. No es sensible con lo que para ti es importante, ni con tu dolor.
- Puedes sentirte «controlada» en algunos momentos, aunque se justifique bajo la etiqueta de «preocupación».
- Caes en el refuerzo intermitente (no saber si la otra persona está o no disponible para ti).
- Necesitas que tu pareja cambie.
- Necesitas cambiar para gustar al otro.
- Sientes que tienes que hacer un gran esfuerzo para sostener la relación.
- Sientes malestar emocional y, si revisas cuál ha sido tu emoción más presente en las últimas semanas, seguramente serán la tristeza, el miedo, la preocupación o la ansiedad.

Puede que sientas que tus relaciones, en general, son buenas y, sin embargo, las de pareja, no. Quizá son relaciones que en un inicio (muy al principio) sí las vivas con calma e ilusión, pero luego empiezan a darse juegos de poder y desequilibrios. Esto sucede porque, mientras sigamos construyendo nuestras relaciones desde el ideal del amor romántico, seguiremos atadas a relaciones asimétricas, en las que necesitamos hacer y demostrar para que nos quieran.

Para no caer en la idealización del amor y depositar en tu pareja expectativas poco realistas, quiero que te cuestiones los siguientes mitos románticos (que hablan de un amor fusionado, dependiente y sacrificado): la otra persona es tu mayor prioridad y tú la suya, la otra persona tiene que hacerte feliz, la otra persona te completa, el amor lo puede todo y es lo más importante, y el amor verdadero es para siempre.

La idea de que nuestras relaciones sexoafectivas tienen que aportarnos todo aquello que nos falta hace que nos volvamos demandantes y exigentes con el otro. La idea de que el amor es lo más importante nos hace olvidar que las relaciones amorosas deberían estar sujetas a las mismas bases que el resto de las relaciones y, de esa forma, seguramente se reducirían nuestras expectativas, quizá exigiríamos menos al otro y a nosotras mismas, fluiríamos mejor con los cambios y el paso del tiempo, y nos preocuparíamos más por nutrir la comunicación, los cuidados y el cariño hacia el otro, más allá del «querernos».

Para finalizar este apartado, me gustaría recordar las bases de una relación sana y consciente:

- La otra persona no es responsable de cubrir todas tus necesidades; este es tu trabajo.
- Sentir atracción por otras personas cuando tienes pareja es normal y humano, y no sentirla también lo es.
- Entender las heridas emocionales y el trauma previo de tu pareja, y tenerlos en cuenta, es una forma de demostrar amor (esto no significa que seas la responsable de cerrar estas heridas o de sanar este trauma).
- La relación es un lugar seguro para ambos integrantes, donde hay libertad y autonomía.
- Los acuerdos de la relación se basan en vuestras necesidades, y no en lo que dicta la sociedad.

Si tuviera que resumir en una frase todo lo que te quiero compartir en este apartado, sería algo como: ama mientras sientas que hacerlo te expande, mientras a ti te haga sentir bien y, cuando no sea así, revisa qué es lo que piensas sobre el amor, y no dejes que las creencias románticas te aten a lo que te duele. Y recuerda: el amor sí que tiene condiciones, no es amor si te hace daño.

El amor es fácil y suave; que no te hagan creer lo contrario.

«SI ES FÁCIL, ME ABURRO»: LA ADICCIÓN AL CAOS

Estás tan acostumbrada a relacionar amor con sufrimiento que cuando, por fin, tienes una relación sana y tranquila, y estás con alguien que te quiere, te aburres, sientes que te falta algo, lo cual hace que te cuestiones si lo que sientes es realmente amor. En cambio, cuando estás en una relación complicada, impredecible y ambivalente, te enganchas porque te parece que sus dificultades tienen un atractivo especial. Es como si la chispa solo se encendiese cuando la otra persona te lo pone difícil, como si te sintieras atraída por el reto de lo complicado. No pienses que es que tú eres complicada y rara y por eso te gusta lo difícil, sino que has vivido experiencias en tu historia de vida que te predisponen a ello, porque lo natural es que si alguien no te trata bien, a ti te deje de gustar, pero si esto no está pasando, seguramente te está conectando con algo inconsciente.

Probablemente, al verte insatisfecha en una relación en la que todo va bien, te preguntes: «¿Cómo me puede estar pasando esto? ¿Cómo puedo estar tan bloqueada si por fin tengo lo que siempre he querido? ¿Será que soy una persona tóxica y busco el drama? ¿Será que no estoy enamorada?». Es natural que tengas todas estas dudas, ya que, si tienes una inclinación natural hacia la incertidumbre y la no reciprocidad, es porque has relacionado amor con esfuerzo, y has interiorizado dinámicas que te alejan de ti misma. Te has acostumbrado a trazar estrategias para que el otro te quiera y no te deje. Y también te has alejado del concepto del buen amor.

Es posible que algunas de nosotras hayamos estado inmersas en dinámicas familiares en las que no nos hemos sentido protegidas cuando lo necesitamos, no nos sentimos vistas o no nos acompañaron a calmarnos en momentos de estrés o vulnerabilidad y eso nos hizo sentir poco seguras. Si nos acostumbramos a vivir en constante estado de alerta e inseguridad, cuando estamos en calma nos sentimos apagadas, apáticas, que es lo que nos ocurre con las relaciones que son sanas, que nos pueden parecer aburridas porque estamos habituadas al caos y no aprendimos lo que es sentirnos seguras y en calma en nuestros vínculos.

De alguna forma, buscamos el caos porque hemos vivido en el caos.

En este sentido, es importante revisar dos cuestiones: qué es lo has integrado emocionalmente y has normalizado en tus relaciones, y cómo aprendiste a sentirte reconocida e importante en tu infancia.

Lo que te voy a decir ahora quizá escueza un poquito, pero la realidad es que eres tú la que se pone como reto una relación y conquistar a una persona. Si te atrae lo complicado, si tú has aprendido a sentirte amada a través del esfuerzo, de conseguir, de lograr, cuando algo sea fácil vas a sentir que no es para ti. Puede que seguramente te enganches a personas ambivalentes porque intentas recuperar tu valor a través de conseguir al otro. Tal vez te colocas en el lugar de tu padre o tu madre (repitiendo su rol dentro de la relación), o bien sigues siendo esa niña que busca la aprobación y el reconocimiento de sus cuidadores. Si el otro no está disponible y si se muestra independiente, autónomo, seguro y libre, seguramente admirarás tanto estas cualidades porque sientes que tú no las tienes, y de nuevo colocas al otro por encima de ti, y tu reto es que te elija, para elevar tu autoestima.

Cuando constantemente te sientes enganchada en este tipo de relaciones, mucho tendrá que ver con la necesidad de recibir esa aprobación y quizás es momento de empezar a buscar tu propio reconocimiento por ti misma. Cuando tú ya sabes quién eres, cuando por ti misma te sientes importante y valiosa, cuando alguien resulta complicado y te parece difícil, lo natural es que esa persona te deje de estimular porque lo realmente bello es que en la relación haya reciprocidad, que sea fácil, que construyáis juntos.

Esa sensación de ansiedad, que hemos confundido con intimidad y amor, no se siente cuando estás al lado de una persona segura. La intimidad se siente sosegada, ilusionada, curiosa, inquieta, pero sin oprimir el pecho, no te quita el aire, no te hace sentir vacía ni te hace sentir triste.

Tenemos que acostumbrar al cuerpo a que se abra a la calma, a lo sencillo, a lo seguro. Puede que después de tantos años haciendo estrategias, pensando y analizando el amor, te des cuenta de que todavía no lo habías sentido de forma sincera, real y vulnerable. Puedes descubrir que abrirte ante alguien que te quiere te da mucho miedo y que, quizá ahora tienes que aprender a dejarte cuidar.

Cuidarte a ti misma también tiene que ver con dejar de relacionar lo fluido con lo aburrido, y darte la oportunidad de vivir una relación donde puedan aportarte seguridad, calma y certidumbre. Sé que tu sistema nervioso se acostumbró a la no disponibilidad, al rechazo y a la poca presencia, es natural que formar vínculos seguros y con personas disponibles sea hoy todo un reto para ti, e incluso te resulte incómodo, así que sé amable con tu proceso: empezar a construir relaciones seguras requiere paciencia, tiempo y compromiso contigo misma.

¿CÓMO SABER SI ESTÁS EN UNA RELACIÓN SEGURA?

Muchas veces nos sentimos inseguras con la sensación constante de estar en alerta, con desconfianza, con la necesidad de saber qué está haciendo la otra persona en todo momento, y con ansiedad por la incertidumbre que nos genera la relación en sí. Antes hemos hablado del refuerzo intermitente y la inconsistencia, y ahora vamos a profundizar un poco más en ello.

He observado que, en la mayoría de las ocasiones, cuando sentimos esta ansiedad en una relación, preferimos no expresarlo por miedo a «estropear las cosas», y preferimos contarnos que seguramente, todo lo que sentimos tiene que ver con nosotras, con que quizá somos demasiado intensas, como si sentir así, fuera nuestro problema o la dificultad que hace que nuestras relaciones hoy no estén funcionando. Sin embargo, cuando sientes tu relación como insegura, si revisamos tu estilo de apego, tu historia de vida y tus necesidades dentro de la relación, quizá nos podamos dar cuenta de que realmente la inseguridad no surge porque tus «alarmas» no estén funcionando bien, sino porque realmente te sientes amenazada en tu relación y no te estás sintiendo cuidada, protegida ni vista. Te sientes así porque la otra persona no está siendo un lugar seguro para ti. Es decir, que la mayoría de las veces, cuando tus alarmas se activan, es porque la otra persona te está dando motivos para no sentirte en calma.

No hay que olvidar que también puede ser que te sientas insegura cuando realmente esa persona sí está siendo consistente debido a tus propios miedos e inseguridades, y es aquí donde habría que trabajar sobre los mecanismos de defensa que se activan para protegerte y aprender a identificar muy bien las señales que son reales de las que no lo son. Para lograrlo, me gustaría centrarme sobre todo en la primera posibilidad, cuando realmente nuestro cuerpo nos está avisando de que no estamos en una relación segura, y aun así nosotras tratamos de sentirnos de forma diferente, no queremos ver que la ansiedad que sentimos es un indicador que nos dice que algo no está funcionando para nosotras dentro de la relación.

Una cosa es estar en alerta por amenazas que no existen, y otra es estar en alerta porque realmente existe un peligro, aunque la otra persona trate de confundirte.

No tiene sentido que te sigas diciendo que el problema es que eres muy ansiosa, quizá tu problema es que sigas permaneciendo en lugares en los que tu cuerpo te dice que algo falla. Necesita que lo escuches. Necesita que te des cuenta de que quizás esta relación confronta con quién eres tú, con lo que tú necesitas, con lo que tú estás dispuesta a dar, con lo que tú ahora sientes como un lugar seguro, con lo que hoy a ti te funciona y te hace sentir a gusto. La ansiedad es una de las alertas que te avisa de que hay algo que no está funcionando y que estás entrando en conflicto contigo misma. Sin ser consciente, te sigues quedando en relaciones que no te suman porque seguramente para ti es lo familiar y tu problema es que te quedas siempre en un entorno que para ti es hostil y amenazador, donde tú no te sientes relajada. Si sigues forzando vínculos con personas que no pueden (o no desean) verte, escucharte, estar o conectar, tus heridas seguirán confirmándose y el rechazo que has vivido se seguirá perpetuando.

En vez de escuchar esto, a veces estamos en relaciones que nos hacen temer, desconfiar y llorar hasta tal punto que pensamos que nosotras tenemos un problema, y llegamos a normalizar el hecho de discutir de manera frecuente y de estar en constante «lucha».

Vamos a ver un ejemplo de esto para que puedas trasladarlo a tu propia experiencia:

> Elma se ha acostumbrado a estar con hombres que, por activa o por pasiva, le demuestran que no se quieren comprometer, que no están en el mismo momento que ella, que no la priorizan y que no pueden ofrecerle lo que ella sí puede ofrecer. Suelen ser ambiguos, de modo que son relaciones donde hay mucha incertidumbre. Ella sabe que la otra persona no la ve, lo intuye en su cuerpo. Ella siente perfectamente qué está dispuesta a dar a la otra persona y lo que ella quiere recibir. No hay correspondencia y ella siente este desequilibrio, pero no es honesta consigo misma. En lugar de aceptar que el único problema que hay es que ese hombre no quiere lo mismo, ella siente que el problema es ella misma, que es muy ansiosa, se lo toma todo muy a pecho y se preocupa en exceso en sus relaciones.

Cuando estamos en una relación que no queremos soltar, pero en la que no nos sentimos seguras, justificamos, minimizamos y nos culpamos. Seguramente, el problema real de Elma es que se queda en relaciones en las que ella no se siente una prioridad y en calma, en las que no puede ser ella misma y fiel a sus valores y a lo que ella desea. Sabe que la otra persona no es para ella, pero aceptarlo y renunciar a la relación es su última opción, aunque esto pase por sostener una ansiedad que la ahoga. ¿Te sientes identificada con Elma? ¿Has estado en una situación así alguna vez o lo estás ahora mismo?

No siempre las relaciones que no son seguras se viven como amenazantes; a veces incluso parecen normales. Recuerda que el inicio de las relaciones tóxicas empieza cuando normalizamos situaciones, comportamientos y actitudes que no deberían serlo. La realidad es que las relaciones no seguras están completamente normalizadas. Es por este motivo que muchas veces no diferenciamos una relación segura de una que no lo es, y aunque algo dentro de nosotras (la intuición) nos diga que no es un lugar seguro para nosotras, buscamos excusas, como hemos dicho antes, justificamos y nos culpamos. Esto resulta peligroso porque, como vimos en páginas anteriores, en relaciones poco seguras probablemente estén presentes el refuerzo intermitente y la inconsistencia, lo que genera un vínculo muy adictivo que hace más difícil soltar la relación, porque no quieres renunciar a la posibilidad de que pueda funcionar. Como si esa conexión no la fueras a sentir nunca más con nadie, como si terminarla te llevara a la soledad y al vacío más incómodo. Pero hay vida después de una relación tóxica en la que te sientes insegura y, aunque hoy no seas capaz de sentirlo así, lo sabrás cuando te des la oportunidad de demostrártelo. No necesitas que pase algo más grave para encontrar motivos suficientes para tomar una decisión; no necesitas que nadie te corrobore que tu relación no es un refugio para ti: solo haz caso a lo que tú sientes. Si te sientes mal, este no es tu lugar.

Si sientes alguna de estas señales, es muy probable que tu relación no sea segura para ti:

- No te deja espacio en la relación.
- No empatiza con cómo te sientes.
- No se comunica honestamente y te esconde cosas que para ti son importantes.
- No cambia comportamientos que te hacen daño y no se responsabiliza de lo que hace.

- Desaparece y no te dice nada durante un tiempo sin previo aviso.
- Te ignora o amenaza con dejarte cuando hay alguna pelea.
- Expresar desacuerdo o dar tu opinión supone un problema para la relación.
- Te hace creer que el problema lo tienes tú, que eres tú quien complica la relación.
- No valida cómo te sientes cuando se lo comunicas, y te dice que eres una exagerada y una dramática.
- Tu pareja es inconsistente. A veces parece que quiere estar contigo, y otras, no. Te manda mensajes contradictorios en función de sus intereses.
- Te intenta controlar, aunque sea sutilmente.
- Te castiga con el silencio, con la retirada de cariño o con cualquier cosa que sabe que te duele, en lugar de comunicarte que algo le ha sentado mal.

Todas estas señales deben ser para ti banderas rojas evidentes, que te muestran que estás en una relación en la que es normal que no te sientas segura, y que necesitas revisar si quizá se están traspasando aspectos que para ti son muy importantes, empezando por tu propio bienestar emocional.

EJERCICIO

Ahora quiero que, revisando tus valores y tu propia historia, puedas hacer tu propia lista de alarmas. Es decir, aquellos aspectos que no deseas tolerar en una relación porque sabes que no te funcionan. Saca libreta y boli, y escribe tus señales que te indican que la persona que estás conociendo no es segura para ti.

Necesitas tener muy bien definida tu lista de señales porque será tu guía en una relación, y te servirá para cuidarte y poner límites cuando así sea necesario, así como comunicar lo que para ti es importante y soltar una relación si sientes que no cubre lo que tú necesitas. No renuncies a tus necesidades por mantener una relación. Así te traicionas y te abandonas, reforzando la idea de que no eres suficiente. Te mereces relaciones en las que te sientas vista, amada y donde puedas sentir conexión y presencia. Para tener lo que deseas, necesitarás buscarlo en las personas correctas, te prometo que hay relaciones donde te sientes segura, que son terapéuticas. Para lograrlo, es importante elegir bien a las personas con las que quieres crear tu refugio. Si sigues relacionándote con personas que te hacen daño, tu herida se hará cada vez más grande, y se retroalimentarán tus miedos.

El inicio de una relación de pareja tendría que basarse en elegir bien, porque cuando tú estás en tu lugar, todo fluye, hay calma y no sentirás que te vuelves loca. Nos obsesionamos tanto tratando que la otra persona nos elija, que nos olvidamos de poner el foco en lo más importante, que es crear las bases de una relación sana.

A continuación, te dejo algunas ideas básicas que tener en cuenta cuando se está en una relación, para saber si es segura o no para ti. La persona a la que eliges:

- Te permite explorar, te anima a dedicarle tiempo a tus cosas y a cuidar de otras relaciones. Respeta tu espacio e individualidad.
- Te acepta y te quiere, aun con tus defectos.
- Conecta emocionalmente contigo, se interesa por saber cómo te sientes, te hace saber que puedes contar con él o ella, y valida tus emociones.
- Te ayuda a regularte. Te abraza, te aconseja, te escucha y está junto a ti en momentos complicados.
- Se muestra cercana, tiene demostraciones afectivas hacia ti.
- Te trata con respeto.
- Intenta reparar el daño cuando se equivoca, te pide perdón y asume su responsabilidad.
- Es honesta contigo.

- Muestra interés y ganas de compartir su vida contigo; es coherente.
- Te hace sentir querida.
- Te sientes libre para expresarte abiertamente, ya que sabes que la relación no se pondrá en peligro por expresar una necesidad.
- Te sientes escuchada y comprendida.
- Sientes que tu pareja te admira o aprecia lo que consigues.
- Sientes que puedes ser tú y expresarte con libertad.

Cuando estás con alguien que te proporciona calma, todas las inseguridades se desvanecen con paciencia y cuidado. Cuando estás con alguien que no te hace sentir segura, tu cuerpo se distancia y desconfía, ya que ese no es un lugar seguro. De modo que, deja de forzar tu cuerpo y de justificar a la otra persona simplemente porque te dice que te quiere, y pregúntate cómo te quiere y qué necesitas tú para sentirte libre y segura en tu relación.

SOLTAR LO QUE TANTO DUELE

Puede que en este momento estés en pareja o no. Sea como sea, si no tienes pareja, quizá necesitas soltar a alguien que todavía sientes muy presente y que no te permite avanzar en tu vida. Y, si tienes pareja, tal vez te sientas algo más removida y necesitarás ser muy honesta contigo misma y preguntarte cómo te hace sentir tu relación. Es decir, si tu pareja es una persona segura y nutritiva para ti, seguramente vuestra relación es reparadora y podrás sanar a su lado. Pero si tu pareja es el motivo de tu dolor y sufrimiento, no podrás hacerlo, porque precisamente tu ansiedad y malestar te indican cada día que este no es un lugar seguro para ti.

Lo más importante en este momento es que, sea cual sea tu situación, te cuides. No importa si hoy no te sientes preparada para dejar una relación que sabes que no te conviene, o si sigues apegada a la idea de que tu expareja vuelva. Estás en tu propio proceso, sé compasiva contigo misma y respeta tu ritmo.

Lo que importa es que estás tomando conciencia, te estás conociendo, aprendiendo a estar contigo misma, a validar lo que sientes, y que estás comprometida y dispuesta a llenarte de seguridad y confianza y a tomar decisiones yendo a tu favor, y esto es autoestima. Lo importante es que, por primera vez en mucho tiempo, te estás poniendo en el centro de tu vida. No tienes por qué tomar ninguna decisión hoy, hazlo cuando te sientas preparada, y no quieras cumplir las expectativas de nadie. Toma decisiones cuando te sientas capaz de sostener lo que se va a mover en ti; mientras tanto, solo te pido que te cuides.

Sé que muchas veces nos dan tanto miedo la incertidumbre y el miedo a conectar con el dolor y el vacío de la soledad, que sentimos que nunca vamos a estar preparadas para realizar algo así. Quiero decirte que va a ser una etapa difícil, en la que necesitarás volver a reconstruirte desde dentro y en la que vas a pasar días demasiado tristes, en los que te sentirás incluso devastada. Pero del mismo modo que el duelo duele, también pasa, y créeme que la cuota de dolor y malestar que hoy ya sostienes, está muy por encima de todo lo que está por venir.

Sea cual sea tu escenario, te propongo algunas pautas.

Necesito soltar a mi expareja (todo sigue girando a su alrededor)

A veces ocurre que, cuando se termina una relación, sentimos que queremos y necesitamos entender qué le sucede al otro para poder cerrar este capítulo de nuestra vida. Es como si la única manera de hacerlo pasara por tener una conversación con la otra persona, para resolver y sostener todo lo que sentimos por dentro; como si anheláramos que el otro nos dijera aquello que necesitamos saber, para poder sentirnos en paz con nosotras mismas.

Necesitamos sentirnos honradas en la relación, saber que hemos sido importantes para el otro, que nos den nuestro lugar. Nos cuesta mucho aceptar una ruptura y es natural, ya que este cambio tan abrupto entre los dos duele. Ese sentir que hoy estabas en mi vida y mañana no. Es válido que necesites esta conversación y que quieras comprender, pero no siempre vas a tener la oportunidad, porque puede que la otra persona no esté dispuesta, preparada o quiera afrontar dicha situación. Y es entonces cuando debemos recordar que no necesitas al otro para solucionar tu dolor, para cerrar esa historia te necesitas a ti.

Tal vez ahora sientas que solo la otra persona puede quitarte el malestar. Lo sé porque yo también lo he sentido y esa es la gran contradicción: sentir que la persona que causa mi dolor es la misma que me lo puede quitar. Pero la otra persona no tiene este poder, simplemente lo alivia durante un rato. Nada más cambia, nada es diferente. La otra persona sigue siendo quien es y tú sigues siendo quien eres, y a lo mejor os queréis mucho, pero si habéis llegado hasta aquí, es porque hay algo más grande que sí os separa.

Nos resistimos a aceptar la separación y por eso sentimos que no podemos soltar a la otra persona. Nos seguimos aferrando a las ganas que teníamos de que la relación funcionara, el amor que sentimos, todo lo que habíamos planeado juntos, y esperamos que el otro cambie, que se dé cuenta de lo que está perdiendo y quiera recuperarnos.

No queremos soltar la idea de una segunda parte, porque soltar a esa persona implica hacer frente a otros miedos, como: «No me volveré a enamorar», «No voy a sentir nunca más esta conexión con nadie», «Nadie se va a enamorar de mí» o «Me voy a quedar sola». Seguir aferrada a esta relación, aun sabiendo que esa persona no es adecuada para ti, que no compartís un proyecto de vida, o no es capaz de ofrecerte lo que tu necesitas, puede ser una estrategia que a ti te sirve para no afrontar tus miedos, no hacer frente a una nueva relación, no abrir tu corazón al mundo y sentirte expuesta.

Ser consciente de tu miedo y saber que eso es una posibilidad que crea tu mente para que te quedes ahí enganchada, te hará conectar con el motivo por el cual te sigues quedando ahí. Así que pregúntate cuál es tu miedo a la hora de soltar a esta persona, estoy segura que en tu vida ya experimentaste situaciones iguales o parecidas y tienes recursos para poder sostenerlo.

A pesar de todo lo anterior, quieres tener una última conversación porque la sientes como una oportunidad. Tu mente está en el pasado recordando lo maravilloso de lo compartido, y obviando todos los momentos que os han traído hasta aquí y que te demuestran que la persona que hoy tienes delante no es para ti. Tu mente está en el futuro alimentando la esperanza de lo que podría ser, acompañada del autoengaño que te lleva a olvidar los motivos por los que hoy ya no estáis juntos.

Idealizas a la otra persona cuando, en realidad, lo que no quieres soltar y lo que no aceptas es no volver a sentirte especial y valiosa. Pero es que cuando tú te sientes suficiente por ti misma ya no necesitas a nadie que te lo haga saber. Mientras sigas queriendo algo del otro que no ocurre, sigues atada a él.

Si conectaras por un momento con lo que siente tu cuerpo, con lo que hay, y no con lo que idealizas, te darías cuenta de que no te sientes abandonada o rechazada, porque simplemente hoy no eliges a esta persona, sino que sigues eligiendo a la persona que proyectas, no a la que es. Las relaciones están en nuestra cabeza, la única cosa que nos hace seguir unidas y sentir cerca a esa persona es continuar pensando en ella. Para poder seguir con nuestra vida, tenemos que integrar y aceptar que nunca más habrá nada con esa persona. Sé que es duro aceptarlo, duele y necesitarás llorar, está bien así. Necesitas permitirte hacer tu proceso de duelo.

Por eso no siempre te vas a sentir preparada para soltar a una expareja, y está bien. Puede que desees pasar página por todo el malestar que sientes y porque necesitas avanzar en tu vida, pero realmente no quieres y sigues esperando algo de la otra persona. No quieres aceptar que es el final. Lo notas porque no pones una distancia real con el otro: sigues sabiendo de él, os seguís escribiendo, le pides ayuda, revisas sus redes sociales, etc. De alguna forma buscas sentirte en conexión con esa persona. Sé que lo haces porque sientes que lo necesitas, pero quizá también te sirve para protegerte, para no volver a exponerte, para no conectar con el vacío o la soledad.

Mientras tanto, me gustaría que en este momento del duelo simplemente te cuides, sin la expectativa de sentirte diferente a como te estás sintiendo. Necesitas un autocuidado muy profundo, escuchar de forma honesta qué te hace bien y qué no, qué te llena hoy de energía y qué no.

Tal vez, si te permites conectar con tu dolor y quedarte con lo que sientes, si te das el permiso de sentir tus miedos en lugar de buscar salidas para no sentir, puedas dar voz a todas las emociones que hoy te ahogan. Tienes que vaciar, expresar, sacar, y para ello, por ejemplo, puedes escribir si te ayuda para canalizar tus emociones. Las emociones nacen y mueren en ti, y solo tú puedes gestionarlas: vas a sanar contigo, con nadie más.

Si sientes que quieres soltar y no puedes, hazte la siguiente pregunta: ¿realmente quieres soltar y estás dispuesta a llevar a cabo todo lo que implica hacerlo? Sea cual sea tu respuesta, está bien. Lo más importante es que seas honesta contigo misma y abraces todas tus partes, incluso las que a veces no comprendes o sientas que te están boicoteando. Necesitas perdonarte a ti misma y conectar con la parte de ti que sabe lo que le conviene. El cierre necesitas hacerlo tú.

El momento justo de la ruptura no es el adecuado para que puedas comprender y elaborar todo lo que ha pasado, y lo que necesitarás es sentir tu duelo, estar contigo, cuidarte y protegerte. Necesitas tu tiempo para sentir todo lo que aparezca, y expresarlo y darle voz. Esto no quiere decir que te descargues con tu expareja, que lo hagas responsable de lo que estás sintiendo y vuelques en esta persona todo tu malestar. De lo que se trata es que tu mujer adulta recoja a tu niña y empieces a hacer algo con todas las emociones que estás sintiendo, y que seas humilde para hablar de lo que te pasa.

En este momento, puede que te invadan dos emociones: la rabia y la tristeza. La rabia te conecta con la injusticia, sientes que la otra persona no ha sido justa contigo. La rabia te pide que pongas un límite y te protejas. La tristeza te pide que te des espacio, que te recojas, que cuides tu corazón, que llores, escribas y que estés cerca de tus personas «medicina», que quieren ayudarte, te sostienen y están por ti. En este proceso, donde hay miedo, rabia y tristeza, un acto de amor importante hacia ti es darte el tiempo suficiente y no exigirte conocer a nadie más por ahora. No te exijas sentirte diferente a como te estás sintiendo. Muchas veces queremos ir muy rápido para olvidar, pero así no tenemos tiempo suficiente para gestionar todas las emociones que han brotado con la relación que hemos terminado.

Necesitas darle un significado a lo que has vivido con tu expareja y extraer un aprendizaje de esta relación que te prepare para tus futuras relaciones. Así que quiero que te mires con amor y con responsabilidad, y que determines qué parte de lo que ha pasado tiene que ver contigo. Con este ejercicio, no pretendo que entres en la culpa ni que caigas en el error de creer que todo lo ocurrido tiene que ver contigo, sino que, antes de soltar esta historia, te des cuenta de todo lo que has hecho y, en un futuro, vas a decidir no hacer. Es una mirada muy bonita, consciente y que va a hacer que te revises y te des cuenta de qué manera has dado y recibido amor. No quiero que se te escape lo que tiene que ver contigo. Quiero que te cuentes una historia concluida para poder integrarla y cerrarla, y que te hagas algunas preguntas para reflexionar, como estas: ¿cómo estabas tú cuando empezaste la relación? ¿Qué carencias trataste que cubriera tu pareja y que quizá tenías que resolver tú? ¿Qué has aprendido de esta relación y qué dice ti? ¿Qué aspectos no te gustaría repetir? ¿Qué harías diferente la próxima vez?

Ahora ya sabes que hay dos elementos clave que pueden estar impidiendo que sueltes a esta persona: los miedos que se activan en ti cuando te imaginas una vida sin pareja (y esto no habla del otro, sino de ti), y la idealización de lo que pudo ser y no fue la relación, y la esperanza de que todo pueda cambiar y que el amor esté por encima de todo lo demás.

Para el proceso de duelo, también hay que tener en cuenta que cuando cerramos una historia no solo nos despedimos de una persona, sino de otras muchas cosas que se habían construido en la relación, y asumir esta pérdida es muy doloroso. En esta relación había una tú enamorada, que se sentía especial, que brillaba y se gustaba, que se había imaginado una vida al lado de alguien y había proyectado su futuro y quién iba a ser ella. Y, muchas veces, sin ser conscientes de ello, no somos capaces de soltar a alguien porque nos resistimos a la idea de renunciar a esa tú que sientes que solo puedes lograr ser a través del otro. No solo te despides y sueltas a esa persona, sino que también despides a una parte de ti, y no es fácil. Por este motivo, es importante que puedas reconocer en ti qué es todo aquello de lo que sientes que te cuesta tanto desprenderte, y puede que tenga que ver contigo misma: por ejemplo, sentirte segura, protegida, renunciar a la maternidad, etc.

Así que te animo a que encuentres un momento de calma y cuidado para ti, te dejes sentir y escribas: «Siento que me cuesta desprenderme de...». La lista puede ser tan larga como quieras y te ayudará a crecer, a soltar frustración, a sincerarte y a conocerte. Es importante que puedas darte cuenta de todo aquello a lo que sientes que renuncias al cerrar esta historia. Tal vez así veas que, por el hecho de soltar a esta persona, no estás renunciando a sentirte especial, cuidada, a ser madre o lo que sea que para ti es importante. Saca y expresa todo lo que te inquieta. Te mereces dar voz a todo lo que sientes y avanzar, y para eso más vale renunciar a las expectativas que tenías dentro de esta relación que cumplirlas al lado de la persona que no es. Eso no te haría feliz y, lo más importante que necesitas recordar, todos esos planes volverán a coger forma, son tuyos, así que calma.

Puedes sola. Esta relación te ha enseñado mucho sobre ti. Estoy segura de que hoy, gracias a tu expareja, sabes qué mereces y qué quieres.

Muchas veces no podemos cerrar un ciclo porque nos hemos guardado sentimientos o cosas importantes que decir y, como ya sabes, obviarlo o esperar a que el tiempo cure no es lo más adecuado. La realidad es que el tiempo disminuye la intensidad de lo que sentimos, pero no cura, simplemente calma. Necesitas decirle a tu expareja lo que sientas que tienes pendiente. Ha llegado el momento de escribirle una carta para despedirte (es una carta para ti, para nadie más). Quizá ya te has despedido, pero sientes que no has podido cerrar del todo, o puede que sigas esperando una conversación pendiente que nunca tuvisteis, y esto no te permita avanzar.

Sea como sea, realiza este ritual para dejar ir todo lo que sientes y poder sentirte más ligera y tranquila. Recuerda que esto lo haces para ti, para expresar lo que has bloqueado o reprimido y poder quedarte más liberada sin sostener cargas: lo que en su día pasó y no le pudiste confesar, todo lo que te quedó pendiente, lo que deseas volver a decir y recalcar, lo que sentiste o lo que sientes; todo lo que quieras. Intenta conectar con tus emociones más profundas y empieza a escribir todo lo que necesites. Puedes empezar así:

> Querido (su nombre):
>
> Necesito dejarte ir para avanzar en mi vida y, antes de despedirme de ti, necesito que sepas que...

Sé que es duro y sé que se van a mover muchas cosas en tu interior, pero estoy contigo mientras escribes. Cuando acabes, vas a sentirte mucho más ligera.

Necesito soltar mi relación actual

La mayoría de las veces, las relaciones no funcionan porque nuestras necesidades y momento vital no encajan con los de nuestra pareja, y no porque nosotras tengamos un problema.

Siento que se nos olvida que nosotras tenemos derecho a estar donde estamos y a querer lo que queremos, igual que la otra persona, y ser coherente con ello. No siempre que la otra persona no te elige no está disponible o no ha soltado del todo a su expareja, hablamos de personas ambivalentes o evasivas. Puede que una persona te haya hecho pensar que estáis en el mismo punto y que luego te diga que no está preparado, y eso no la convierte en alguien poco responsable a nivel afectivo ni en alguien incoherente, simplemente siento que tenemos el derecho a dudar, tú también lo tienes. Las personas dudamos. Cambiamos de idea. Podemos idealizar cómo nos sentiremos al lado de alguien y luego sentir que no es así y elegir salir de ahí. Y me parece lo más sano y lo más congruente para una misma.

Cuando las cosas no funcionan, necesitamos buscar respuestas, comprender y encontrar culpables. Pero a veces no los hay. Que las cosas no salgan como esperamos nos inquieta, pero, como hemos dicho, la mayoría de las veces que una relación no funciona, no es porque no haya atracción y complicidad, sino porque no estáis en el mismo momento, porque quizá vuestras necesidades y tiempos no encajan. La otra persona también tiene derecho a respetar sus necesidades, que quizás son profundamente distintas a las tuyas. Puede que solo sea eso, pero más que suficiente para que la relación no avance. Y sí, duele.

Por mucho que nos duela reconocerlo, a veces alargamos relaciones que hubieran caído por su propio peso porque sostenemos tanto y tapamos tanto que no dejamos que se rompan. Nos consolamos pensando que si hemos estado juntos tanto tiempo, será por algo; que si hemos vuelto tantas veces, es porque realmente nos queremos y algo nos dice que tenemos que estar juntos, como si del destino se tratara cuando la realidad es que lo que hay detrás es mucha insistencia, desgaste emocional, tiempo y esfuerzo.

Cuando una y otra vez insistes en hablar sobre vuestros problemas, lo que no funciona, lo que necesitas, y luego nunca cambia nada, hay algo que está claro: no estás aceptando la realidad de tu relación y crees que el amor es suficiente. Pero no lo es. Nos podemos querer mucho, sentir mucha conexión, tener un sexo maravilloso. Pero nada de esto es suficiente. O quizá es mejor que te lo pregunte así: ¿para ti es suficiente?

Nos agarramos a la parte de la relación que funciona y nos llena, y perdemos de vista todo lo demás.

Que la relación no funcione, repito, no quiere decir que tú tengas un problema. Tampoco que lo tenga el otro. Hablo de relaciones sanas donde simplemente nos damos cuenta de que la otra persona no es para nosotras o de que no es nuestro momento. Por eso tú no tienes que cambiar quién eres ni el otro tiene que cambiar por ti. No es cuestión de cambiarte ni de esperar ni de recortar tus ganas.

Luego están las relaciones que no te hacen sentir en calma, donde te sientes insegura, no te sientes querida y ves que te estás apagando. Relaciones donde tu pareja no es segura para ti. Hablo de relaciones tóxicas y de este tipo de relaciones siempre será más difícil salir porque ahora ya sabes que suelen ir acompañadas de dependencia emocional, autoengaño y, en algunas ocasiones, incluso manipulación, y estos son los principales motivos por los que estas relaciones se alargan tanto en el tiempo, a pesar de que nos generan muchísimo malestar.

Sé que durante meses puedes sentir la contradicción de saber que tienes que soltar esa relación, que lo mejor para ti es alejarte e incluso en algunos momentos lo ves clarísimo y lo deseas, pero a la vez sientes que no puedes, que te asusta la idea de quedarte sin esa persona, la simple imagen de ese vacío te angustia, te deja sin aliento, activa tu ansiedad y no te sientes capaz de poder soportarlo. Aparece la angustia por la pérdida, la incertidumbre del futuro y la temida soledad. Parece más difícil lidiar con la vida sin esa persona que continuar con la relación. Puedes seguir aferrada a la idea de que, si la otra persona cambia, la relación podría funcionar, pero así no estás aceptando al otro como es ni estás enamorada de quien es, sino del «ideal» que proyectas sobre lo que puede llegar a ser. Por este motivo, tienes que validar lo que sientes, escucharte y no tratar de silenciar el malestar. Tu cuerpo te pide que te protejas y te cuides. Eres tú con tus decisiones la que tienes que buscar la paz mental, siendo coherente contigo misma, y poner límites para que los demás sepan cómo pueden tratarte.

Podemos quedarnos en una relación tóxica por no afrontar la ruptura. Desde fuera la decisión «correcta» parece obvia: debes alejarte, pero quiero decirte que si te encuentras en esta tesitura, no estás sola y hay razones para que te sientas confundida, para que sientas que quieres pero no puedes.

La relación no es tóxica desde el primer día, se vuelve tóxica poco a poco. Comienza de manera casi imperceptible, pero va introduciéndose en tu vida de forma sistemática. Sin darte cuenta, te acostumbras a sentir malestar y ansiedad en la relación y a normalizar cosas que no deberías. Das por hecho que tu relación es así, que es vuestra manera de funcionar, y lo tienes tan asumido que eres incapaz de ver la posibilidad de que podría ser de otra forma. Aunque suene inverosímil, llega un momento en que nos resulta más cómodo seguir viviendo en una relación tóxica, que tomar las riendas de nuestra vida y recuperar nuestro bienestar. Te sientes incapaz de volar sola. Esta relación ha hecho que dudes de ti misma, de tu opinión, de quién eres y de lo que sientes.

EJERCICIO

En esta ocasión, te pido que hagas un ejercicio de honestidad que no es fácil, pero sé que cuando hacemos las cosas conscientes, algo cambia en nosotras, y no siempre vas a estar preparada para verlo, y está bien. Si te sientes preparada, puedes hacerte las siguientes preguntas y reflexionar sobre ellas: ¿esta es la relación que quieres para ti? ¿Es así como te quieres sentir al lado de tu pareja? ¿Este es el tipo de amor que crees merecer? ¿Hasta cuándo estás dispuesta a sostener esta relación exactamente tal y como está? ¿Qué necesitarías ver para estar tranquila? ¿Estáis realmente haciendo algo (no solo diciendo) con lo que puedas ver que lo que necesitas para estar tranquila va a ocurrir?

Tú no necesitas dejar de ser quién eres. Quizás tu intensidad, tus ganas, tu manera de querer no son para esa persona y ya. A veces, simplemente nos tenemos que rendir a lo que es; no hay nada de malo en que las cosas sean tal como son. Cuando nuestra relación se basa en sostener y tapar, cuando no aceptamos la situación que hay o cómo es la otra persona, se masca la tragedia porque en esta historia vas a sufrir y mucho. Sé que este momento es muy doloroso y se activan todos tus miedos, es natural que te sientas así.

Recuerda que no tienes por qué tomar ninguna decisión ahora. Simplemente, estás entrando en contacto contigo, te estás conociendo, y si sientes que te remueve demasiado, puedes parar. No hay prisa. Tampoco tienes que hacerlo sola, es muy importante que esto lo recuerdes.

A pesar de tu malestar y tu nivel de ansiedad dentro de la relación, a veces sientes que todavía tienes que ver algo más grave para irte, para confirmar realmente que no funciona, porque puede que pienses: «¿Y si justo ahora soy yo la que no está confiando, pero él o ella me está queriendo mejor que nunca?», «¿Y si lo dejo y es ahora cuando puede empezar a ir bien?».

Nos engañamos porque no queremos sentir el dolor, pero necesitamos aprender a dejar ir, aunque sea doloroso. Sentirás rabia, tristeza, pensarás en la otra persona, pues todavía forma parte de tu vida, y necesitarás tiempo para aceptar lo que ha sucedido, para darle un sentido y sacar un aprendizaje. Es cierto que el duelo duele, pero ¿acaso no duele meterte cada noche en la cama con un nudo en el estómago? Comprendo tu dolor y tus miedos, pero nadie tiene que ser para toda la vida ni tienes que atarte a una relación que hoy no te llena.

Querer soltar a una persona implica renunciar a todo, estar realmente dispuesta a hacer todo lo necesario para cambiar tus patrones, y estar dispuesta a transitar la soledad y elegirte a ti cuando sea necesario. No es lo que te habías imaginado para ti y te encantaría que las cosas fueran de otra forma, pero a veces la única forma de cuidarte y ser congruente contigo misma pasa por tomar decisiones que duelen, aunque te parezca extraño. Aunque hoy puede que no lo sientas, una ruptura no es un fracaso, no es tiempo perdido. Cada relación forma parte de ti y debemos aprender a apreciar a las personas que pasan por nuestra vida mientras están en ella y, simplemente, agradecer el tiempo compartido.

NO TODAS LAS RUPTURAS SE SIENTEN IGUAL

Yo también he sufrido por amor y también sentí que renunciaba a mi vida. Hoy agradezco aquella experiencia porque aprendí a estar conmigo y lo que es un buen amor. Sé que estamos entrando en temas muy íntimos y, en este momento, te puedes sentir vulnerable. Es natural, estamos poniendo luz a partes de ti que durante mucho tiempo no habías mirado.

Aquí estamos tú y yo: dos mujeres, cada una con su propia historia. La mía no es tan distinta a la tuya, y es por eso que quiero compartir contigo mi experiencia, lo que aprendí de mi ruptura y mi dolor, por si te sirve, por si te inspira.

> Hace unos años viví una ruptura que sentí que me desgarraba el alma. Recuerdo que durante cuatro meses no paré de llorar y estuve ocho meses sola. Para mí fue tan devastador, que necesité estar conmigo para reconstruirme y darle un sentido a todo lo que había ocurrido. Siento que lo viví así por cómo me sentí en aquella relación y lo que significaba para mí aquella persona. Pero debo confesar que ahora sé que aquella relación tan maravillosa solo la viví yo en mi cabeza. Y con esto no quiero decir que no hubiera momentos bonitos, pero sí es cierto que yo añadí fantasía a la historia y algo de idealización, y ahora sé que si una relación es tan perfecta, de la noche a la mañana una persona no cambia de idea y decide no seguir a tu lado. Ahí estaba mi gran dolor y mi enganche con la otra persona, no dejaba de preguntarme una y otra vez: «¿Cómo puede ser que, con lo bien que estábamos, de un día para otro, él haya cambiado así?». Siento que, en aquel momento, la pregunta correcta hubiera sido: «¿Dónde he estado yo todo este tiempo, mientras mi pareja dudaba de nuestra relación, y yo pensaba que todo era perfecto y maravilloso?».
>
> Mientras yo vivía una relación, él vivía otra. Mientras él se cuestionaba si esa era la vida que quería llevar, cómo se sentía a mi lado, cuánto le gustaba su día a día, si quería seguir construyendo juntos, yo invertía toda mi energía en ser la novia perfecta: ayudarlo en todo lo que se le hacía cuesta arriba, apoyarlo, acompañarlo, y anteponer sus necesidades, porque sentía que yo era la fuerte, que estaba bien, y que

él me necesitaba. Ahora me doy cuenta que él tenía puesto el foco en él y yo también. Yo no me ocupaba de mí. Era feliz simplemente porque él estaba a mi lado. Ahora sé, y este es uno de mis grandes aprendizajes, que no era feliz por cómo él me quería, sino porque estaba a mi lado y no me sentía sola. Y ahora también sé que necesitaba que aquella historia funcionara porque siempre había dicho que él era el amor de mi vida y, si perdía al amor de mi vida, ¿qué iba a pasar conmigo?

Yo necesitaba que me necesitaran y, cuando esa persona se vio fuerte y dejó de necesitarme y sentir que ya no quería a una madre (que es donde yo me había colocado), me dijo que: «Ahora necesito crecer y siento que a tu lado no puedo». Mientras yo sentía que estaba protegiendo y cuidando, el otro se estaba asfixiando. Ahora sé que durante mucho tiempo yo dejé de brillar para que el otro no se sintiera incómodo. Mi brillo le mostraba su falta de inquietud, sus ganas de crear cosas nuevas, de aprender, así que yo decidí que era mejor apagarme para que él brillara en su oscuridad.

Evidentemente, en aquel entonces no veía nada de esto. Todo era perfecto. Y lo era porque nunca estuve a solas conmigo misma ni me pregunté: «Mi amor, ¿tú cómo estás? ¿A qué estás renunciando? ¿Dónde está esa Noemí que era tan espontánea? ¿Qué pasa con tu luz que, poco a poco, se apaga?».

Hoy sé que no hay un amor de tu vida. No le otorgues a nadie este poder, hay muchos amores y muchas vidas.

Así que revisa muy bien cómo te cuentas tu historia, porque, si sigues idealizando en lugar de ver lo que hay (lo bueno y no tan bueno), no vas a poder soltar nunca una relación y, de repente, llegará un día en el que la otra persona quiera ponerle fin, y tú no entenderás nada y te sentirás tan devastada que creerás no poder soportarlo. Aprende de tus relaciones y revisa qué te enseñan sobre ti. Date cuenta de tus patrones. Sé que esta es mi historia y tú tienes la tuya y que no todas las rupturas son iguales y ni mucho menos se sienten igual. Sí, todas duelen, pero su intensidad y duración dependerá de cuán traumática haya sido esa separación para nosotras.

En este sentido, debemos ser sensibles con los mensajes que lanzamos y recibimos cuando estamos en duelo, o alguien está pasando por esta situación, porque algunos, en lugar de cuidar, lo único que consiguen es que nos sintamos culpables por no saber hacerlo mejor, y son mensajes donde no nos estamos sintiendo validadas con lo que sentimos. Yo te quiero decir que lo que sientes es natural, es lo esperable.

Nos han contado que si ya han pasado cuatro meses, deberías estar bien, o que si estuvieras tan mal como dices, estarías en casa llorando. O que, total, si hace dos meses que esta persona está en tu vida, ¿cómo puedes ponerte así? Al final, parece que, hagamos lo que hagamos, y sintamos lo que sintamos, no tiene sentido. Y sí lo tiene, porque una ruptura traumática se siente desgarradora, te hace sentir rota por dentro y esto necesita tu tiempo porque te sientes devastada por lo inesperado. Porque quizá para ti la relación era buena, sentías que funcionaba, y no te diste cuenta de que la otra persona no lo estaba viviendo como tú y no has podido prevenir ni asumir este final. De modo que es natural que te preguntes cosas del tipo: «¿Cómo es posible que me haya dejado con todo lo que hemos vivido?», «¿Cómo no me ha dado la oportunidad de arreglarlo?» o «¿Cómo me ha dejado, con todo lo que yo le he dado?». Te quedas con la sensación de no haber tenido la oportunidad de haber hecho algo para arreglarlo. Es una decisión que se te ha impuesto y no has podido decidir.

Te sientes confusa porque había el compromiso de estar juntos, y este compromiso implicaba unas expectativas y un proyecto de vida que ahora termina, pero sigue el amor. Todo lo que has depositado en esa relación, todo lo que has compartido, se pierde, ¡cómo no va a ser doloroso! La implicación emocional que tenemos con la otra persona se sigue sintiendo bien profundo. Y no tenemos por qué estar hablando de dependencia emocional, simplemente hablamos del vínculo tan íntimo que se ha creado. Así que no hay normas en ninguna ruptura. No tienes por qué sentirte culpable por llevar poco tiempo con una persona y sufrir tanto, ni por llevar diez años y sentir que tu dolor es más ligero.

Hay rupturas que son liberadoras; otras en las que nos sentimos cómodas con la decisión, pero necesitamos sentirnos recogidas y estar para nosotras; otras que son anhelantes, salimos de una buena relación, pero hemos sentido carencias, así que establecer una nueva relación será más fácil. Y luego están las rupturas traumáticas, que son inesperadas y nos desestabilizan.

No existe un manual: el duelo de tu amiga no es el tuyo ni el tuyo es el mío. Nadie podrá quitarte tu dolor, pero eso tampoco quiere decir que lo tengas que hacer tú sola, ya que quizás pretender que este dolor desaparezca es demasiado, quizás con centrarte en tu día a día y en cómo sostenerte esta semana, ahora ya sea más que suficiente para ti.

Tú eres única y tu proceso también lo es, y siendo así, no hay un guion exacto ni unos tiempos concretos en un duelo por ruptura. Pero sí hay unos patrones que se repiten y que he podido observar en las mujeres a las que he acompañado, y que quiero compartir contigo, porque siento que en este momento necesitas normalizar lo que estás sintiendo. Quizá nunca antes te habías sentido así, y puede que sientas que no lo puedes soportar. No te preocupes, no estás sola: yo también me sentí así, otras mujeres también lo experimentaron de esta forma, y tú lo podrás sostener.

Ahora te toca sentir el dolor, pero este momento tiene un principio y un final.

Vamos a ver estos patrones dividiendo el duelo en dos fases, para que sea algo más llevadero.

Primera fase

En esta fase, aparecen la negación y la incredulidad. Sentimos que lo que está pasando no puede ser real y aparecen la angustia y la ansiedad, pues sentimos que toda nuestra vida se derrumba. Todo lo que habíamos construido se ve amenazado. A esta sensación se le añade el sentimiento de vergüenza, por haber sido abandonadas (recuerda que el hecho de que otra persona no quiera estar contigo no te define), y la culpa. Nos echamos la culpa de la ruptura y entramos en bucle con pensamientos del tipo: «Si yo no hubiera dicho/si yo no hubiera hecho... esa persona seguiría a mi lado».

Pensar así tiene una función (de hecho, todo lo que sientes tiene una función para sanar): este tipo de pensamientos te dan cierta sensación de control. El cerebro trata de dosificar el impacto de la ruptura y, de esta forma, encuentra el equilibrio con la idea de que «Si yo cambio, puede volver».

A medida que van pasando las semanas, nos podemos sentir más conectadas con la tristeza y con la rabia. La tristeza aparece cuando nos damos cuenta de la pérdida real. El cuerpo te pide que te recojas, que cuides tus heridas, que trates de entender y que, poco a poco, saques tu aprendizaje. Es momento de estar contigo, así que te recomiendo que, en esta fase, no inicies ninguna relación nueva (a veces lo hacemos para escapar y no conectar con nuestro dolor), ya que necesitas recuperar tu energía. La rabia es necesaria. Te conecta con el «Yo no me lo merezco», y es buena porque te moviliza y aquí empieza la desidealización de la otra persona. Aparece de nuevo la culpa, pero esta vez ya no te preguntas qué has hecho tú mal, sino cómo pudiste estar así por una persona que te ha dejado.

Nos sentimos irritables, muy vulnerables, que cualquier cosa nos puede desbordar, y seguimos con la esperanza de que la otra persona vuelva. A pesar de que antes el cuerpo nos pedía estar a solas y recogidas, ahora sentimos fobia a la soledad, necesitamos hacer planes y estar acompañadas. No queremos estar a solas con nuestras emociones y nuestros pensamientos obsesivos. Nuestro cerebro está en modo emergencia y solo está atendiendo y focalizado en la ruptura y el dolor. Los pensamientos obsesivos tratan de resolverse y de comprender. Nos preguntamos por qué, nos comparamos con otras relaciones y queremos saber cómo está nuestra expareja.

La realidad es que sentimos miedo: miedo a la soledad, a no encontrar a nadie más, a no volver a querer, a no ser madres, a seguir sufriendo durante mucho más tiempo, o a no volver a ser la que éramos antes.

Segunda fase

En esta fase ya no está la idea de que el otro va a volver. Empezamos a reconstruirnos y a reconstruir la confianza, el amor y las relaciones. Es una fase de desarraigo, y no solo de esa persona, sino también tus propias ideas. Se trata de volver a estructurar tu vida. Y también es el momento de darle un sentido a lo ocurrido.

Que una relación se acabe no significa que sea un fracaso. Cuando una relación te hace daño, aunque durante un tiempo no fuera así, tienes que cuidarte y cortarla. El fracaso es no estar alineada con lo que quieres, necesitas y sientes que es bueno para ti. Sé que la teoría es sencilla, pero en esta segunda fase el dolor no se ha mitigado todavía, y a veces nos preguntamos por qué duele tanto el desamor. Duele, entre otras cosas, porque:

- Los proyectos en común caen.
- No solo pierdes a la otra persona, sino todo lo que habías construido a su lado.
- Conectas con tus heridas de no ser suficiente y valer por ti misma.
- Sientes que hay algo de malo en ti, si no la otra persona se quedaría a tu lado.
- Sientes que toda tu vida se desmonta.
- Te deja de querer una persona con la que tú lo quieres todo.
- Te despides de esa tú que se gustaba al lado de esa persona.
- Experimentas el rechazo y te conecta con no ser querible, válida ni merecedora.
- Hay necesidades emocionales que dejan de estar cubiertas.
- Te sientes sola y conectas con el abandono.

Si estás transitando tu duelo, tómate tu tiempo, porque, ojalá pudiera decirte lo contrario, pero la única manera de atravesar el dolor es viviéndolo. Lo que sí puedo decirte es que el dolor se acaba y que irás recuperando tu calma. No existe una fórmula secreta ni un tiempo determinado, existen la compasión, la melancolía, la introspección, el amor propio y la fuerza interior. El duelo existe porque antes hubo amor. El duelo existe porque un día te atreviste a amar. No estás perdida, estás aprendiendo, creciendo y floreciendo.

Si pudiéramos quitarle el estigma a la soledad, entenderíamos que la caída no duele tanto. Tú puedes con esto, y más. Tómate tu tiempo para sanar y vuelve a mostrarte al mundo cuando te sientas preparada. No hay prisa, cuídate, eso es lo único importante.

IDEAS CLAVE

- Recuerda que si una persona no te elige, eres igual de valiosa y suficiente. No permitas que nadie defina tu valor.
- La inconsistencia en una relación nos genera mucha ansiedad.
- Revisa los ideales del amor romántico para no seguir creando relaciones asimétricas.
- El amor es fácil y suave, que no te hagan creer lo contrario.
- En las relaciones sanas hay un equilibrio entre la cercanía y autonomía (interdependencia).
- Responsabilidad personal también es darte cuenta de cómo te estás relacionando y cambiar tus patrones.
- En las relaciones de dependencia suele haber mucho autoengaño y idealización.
- Crea tu propio proyecto, desarrolla hábitos en tu día a día y construye parcelas en tu vida que sean solo tuyas.
- Nos hemos acostumbrado tanto a las relaciones con sufrimiento que, cuando estamos en una relación sana, sentimos que nos aburrimos.

- La intimidad es sosegada, calmada, ilusionada y curiosa. No tiene nada que ver con sentir una opresión en el pecho.
- La ansiedad y tu cuerpo siempre te avisan de que hay algo que a ti no te está funcionando. Cuando te sientas insegura revisa cómo actúa la otra persona contigo.
- Necesitas saber cuáles son tus alarmas en una relación.
- Tu estilo de apego se construyó basándose en la relación con tus cuidadores.
- Las relaciones de pareja son los vínculos donde más se activa nuestro sistema de apego.
- La relación entre un apego inseguro ansioso y un apego evasivo será un drama, porque el primero busca la fusión y la intimidad, y el segundo teme mostrarse y evitará implicarse emocionalmente.
- Elige a personas sanas que cubran tus necesidades afectivas.
- Necesitas trabajar dos pilares fundamentales: la confianza en ti misma y la confianza en los demás.
- Necesitas aprender a autorregularte y, para ello, practicarás para encontrar aquellos recursos que a ti te funcionan para llevarte de nuevo a la calma.
- Para crear relaciones auténticas, necesitas mostrar tu vulnerabilidad, pero elige bien a las personas con las que te quieres compartir.
- Hoy no tienes que tomar ninguna decisión. Hazlo cuando te sientas preparada.
- Es natural que quieras sentirte honrada en tu relación, pero, si no ocurre, el cierre de una historia necesitas hacerlo tú.
- El desamor duele por todo lo que pierdes y implica hacer frente a tus miedos, así que recuerda que todo lo que sientes es natural y esperable y también pasará.
- No dejes de brillar para que otra persona se sienta cómoda.

4. SIEMPRE TE TIENES A TI: AUTOCUIDADO

En esta parte nos centraremos en un tema fundamental de este libro: el autocuidado.

Las relaciones que construyes son el reflejo de la relación que tienes contigo misma. Por este motivo, es básico, necesario y prioritario que antes de cuidar la relación con los demás, empieces por cuidarte tú.

A las mujeres nos han educado para cuidar, no para cuidarnos, lo cual hace que en ocasiones hayamos confundido el priorizarnos con ser egoístas, o poner límites con ser demasiado rígidas o problemáticas. Durante mucho tiempo, nos hemos creído todas estas etiquetas y decidimos ocuparnos de lo de afuera y silenciar lo que sentíamos por dentro. Pero hoy sabemos que esto no nos funciona. El autocuidado te ayudará a ganar seguridad y confianza en ti misma, de modo que será mucho más fácil que puedas construir las relaciones y la vida que quieres.

Así que mi propuesta es que te cuides, te escuches, te valides, seas amable contigo, pongas límites, tomes decisiones que te beneficien, elijas bien a las personas que entran en tu vida, construyas un día a día que te guste, y que te des tu lugar y te pongas en valor. Eres lo más importante de tu vida. Sigue leyendo, porque en esta sección ¡vas a empezar a cuidarte como te mereces!

NO ESTÁS SOLA, ESTÁS CONTIGO

Necesitas sentir que estás contigo misma, de lo contrario no habrá cambio, ya que este empieza por agarrarte de la mano fuerte, aceptarte (que no quiere decir quererte incondicionalmente) y abrazar tus miedos. Solo puedes hacerlo tú, nadie más.

La mayoría de nosotras hacemos lo que sea para no sentirnos solas, porque el vacío se nos hace insoportable. Pero ¿crees que realmente estás sola? Nunca lo estás, siempre te tienes a ti, y quizá el problema sea que hemos pasado tanto tiempo desconectadas de nosotras mismas, que sentimos que tenemos delante a una absoluta desconocida. Nos sentimos tan perdidas en nuestra propia piel, que casi es mejor seguir con una pareja con la que no estamos del todo bien, enlazar una relación con otra, o seguir en un grupo de amigas con el que no nos sentimos cómodas con tal de huir de nosotras. Ahora se trata de realizar justo lo contrario: quedarte contigo misma, con curiosidad por conocerte y saber más de ti.

Vivimos rodeadas de ruido para no escuchar nuestra mente, no sentir lo que estamos sintiendo y no atender el malestar que a veces nos ahoga.

Por mucho que trates de escapar de ti misma, hay una parte de ti que te reclama y que necesita que conectes de nuevo contigo. Llegará un momento, seguramente tras épocas de malestar, cambios precipitados que te movilizan mucho a nivel emocional o etapas de mucha desconexión contigo misma, en el que sentirás que necesitas volver a tu centro. Llegado este momento, tendrás que transitar la soledad y, cuando aprendas a estar a solas (que no significa estar sola en la vida, sino aprender a estar contigo), querrás cuidar estos momentos, porque ya no habrá vacío, sino escucha y coherencia, y necesitarás este espacio para estar en silencio y cuidar tu bienestar.

Si todavía no lo has experimentado, puede que estés pensando: «Sí, pero por mucho que aprenda a estar sola, con pareja se está mucho mejor». Y yo te pregunto: ¿estás segura? Ahora ya sabes que hay relaciones que son nutritivas, con las que es precioso compartir. No obstante, lo que no queremos es que, por miedo a la soledad, mantengas relaciones que son dañinas para ti. Así no estarás mejor, tan solo distraída de ti, porque mientras te ocupas del otro, nadie se ocupa de lo que quieres y necesitas tú. En cambio, cuando estás a solas, te sientes desnuda contigo misma, con tus miedos, inseguridades, dificultades y defectos, y este es tu compromiso: volver a escucharte, sentirte y darle la mano a tu vulnerabilidad (a tu niña herida). Esta es la única manera de conectar y expresar todo lo que reprimiste, dar voz a tu parte que necesita sentirse vista y validada por ti.

Mientras sigas eligiendo a tus parejas desde el miedo a estar sola, las relaciones no siempre te van a sumar y seguirás esperando que todo venga de fuera. Además, ahora ya sabes lo fácil que es entrar en relaciones de dependencia cuando te colocas en ese lugar. Solo cuando seas capaz de estar contigo misma y te hagas cargo de ti, serás capaz de crear relaciones con personas que realmente te sumen, empezando por ti misma.

Para comenzar, te invito a que hagas un ejercicio muy sencillo para conectar con aquellas cosas que a ti te llenan.

EJERCICIO

Quiero que pienses en las cosas que te encanta hacer y cosas que te gustaría probar. Piensa en lo sencillo de la vida: ¿qué te gusta hacer cuando estás sola?
Y observa en tu día a día cómo te relacionas contigo misma: qué conversaciones internas tienes contigo y con los demás, cómo te alimentas, cuánto descansas, qué personas te acompañan en tu vida y cómo te cuidas.

Cuida de ti como algo valioso, escucha lo que necesitas, te sentirás mucho mejor y más segura, y estarás construyendo un pequeño refugio en ti, tu hogar para cuando necesites estar a solas contigo.

SER COMPASIVA CON UNA MISMA

Necesitas ser compasiva contigo misma si quieres hacer un trabajo personal realmente profundo y verdadero. No podrás cambiar desde la exigencia, la culpa, la crítica o una actitud fría hacia tu historia y tus problemas. Si quieres sentirte más segura, ser más feliz, sentirte más plena en tus relaciones, sentirte en calma y a gusto en tu vida, tienes que comprometerte de verdad a cuidar la relación contigo misma, y la compasión siempre será un paso necesario para ello.

Acompáñate y no te dejes sola en momentos de dolor; no te dejes sola cuando más te necesitas. Sé amable contigo misma, ten paciencia, respeta tu ritmo y, sobre todo, valida lo que sientes y trata de comprenderte sin juzgarte: este será tu gran compromiso.

Ser compasiva no tiene que ver con sentir lástima por ti o caer en el victimismo. Se trata de mirarte a ti misma desde la aceptación de tu dolor. ¿Cómo puedes practicarla?

1. Responsabilízate de lo que te corresponde a ti: hazte cargo de tus emociones, de lo que sientes y de todas aquellas decisiones que dependen de ti.
2. Muéstrate auténtica y sé honesta contigo misma. Expresa la mujer que realmente eres y valida tu vulnerabilidad. Si niegas cualquier tipo de debilidad o sufrimiento, no podrás tampoco ser compasiva para aliviarlo.
3. Haz aquello que sientas que es bueno para ti, que sabes que te hará sentir mejor para aliviar tu propio sufrimiento.
4. Escúchate y presta atención a tus palabras exactas, a lo que sientes, a lo que piensas. Para escucharte, tienes que darte tiempo y espacio. Necesitas estar contigo a solas.

5. Compréndete y no te juzgues por lo que sientes. Deja de pensar que no deberías sentirte así; todos los sentimientos tienen su razón de ser. No te castigues por experimentar ira, dolor, envidia, miedo o desesperación. Estos sentimientos tienen una causa y necesitas atenderlos.

Para avanzar en esta dirección, te sugiero que te permitas un espacio de reflexión en el que explorar sobre temas como los que te planteo en el siguiente ejercicio.

EJERCICIO

Crea espacios de reflexión para escucharte y profundizar en las siguientes preguntas: ¿qué es aquello que te hace daño de ti misma? ¿Cómo podrías suavizar un poco tu voz crítica? ¿Qué parte de ti quieres aceptar y permitirte? ¿Qué podrías hacer, sentir, expresar, etc., que ahora no estás haciendo? Piensa en todas aquellas cosas que hoy no te permites o te exiges hacer bajo esa mirada del «tengo que ser perfecta», «tengo que ser fuerte», «tengo que esforzarme más», «no puedo expresar lo que siento»... y anota cómo te comportas en base a esta forma de pensar y de qué forma sientes que te está limitando.

Recuerda que no hay nada que tengas que hacer, sino muchas o pocas cosas que decides hacer. Cuestionar este tipo de creencias («Tengo que...» o «Debo...») te ayuda a comprender que eres totalmente libre para decidir hacer algo o no, y hacerlo desde otro lugar que no sea la obligación. Solo tú puedes decidir.

Recuerda siempre que desde tu mujer adulta
tienes la capacidad de elegir.

¿Cuántas veces has sentido que es una niña la que está tomando las decisiones en tu relación o en otras áreas de tu vida? ¿Cuántas veces has actuado impulsivamente o te has bloqueado y no has hecho nada, y luego te has arrepentido? ¿Cuántas veces te has armado de valor para poner un límite y, al ver que la otra persona no reacciona como esperabas, te desdices y esto hace que te muestres poco convincente?

Esto nos ocurre porque estamos en la mujer adulta que no quiere observar sus miedos, que no quiere reconocerse como mujer que hoy ya puede hacerse cargo de sí misma, y es nuestra niña la que está llevando las riendas y construyendo nuestras relaciones. Ella es la que exige, demanda y manipula de forma inconsciente para conseguir lo que necesita, y lo hace de la forma en la que aprendió a ganarse el amor (recuerda el guion de vida).

Si te sientes identificada con esta sensación de que es una niña la que está al mando, especialmente en tus vínculos, quiero acompañarte para que observes las partes que hay en ti, y que a veces puedes sentir que entran en conflicto o que incluso que te sabotean. Quiero que puedas entender qué te pasa, y te lo voy a explicar desde la mirada de los estados del yo.

Imagínate que dentro de ti siempre hay tres voces: la del padre/madre, la de la adulta neutra y la de la niña interior. Quiero explicarte cómo operan estos tres estados en ti, para que puedas observar en cuál de ellos te colocas según en qué área de tu vida, ya que no vas a responder siempre de la misma forma. Según la situación en la que te encuentres o la persona con la que te relaciones, vas a responder desde un estado u otro, y me gustaría que descubrieras tu tendencia. Esto te ayudará a comprenderte y a identificar qué te pasa cuando no estás bien.

Estado padre/madre

Este estado se corresponde con tu voz interna que te dice: «Yo debería», y puede darse de forma muy nutritiva, o bien de forma muy crítica contigo misma. La parte nutritiva sería la voz interna que te cuida, tu parte más amorosa que te dice: «Tranquila, confía, lo estás haciendo bien. Cuídate, quédate en casa, que estás enferma». Es una voz profundamente sensible que nos da mucha calma. Suele salir en momentos difíciles, y nos da fuerza y nos sostiene. La parte crítica es la voz interna que te desacredita. Es rígida, te pone límites y te exige. Es tu parte más tirana que te dice: «No vas a poder, adónde te crees que vas, las demás son mejores que tú, deberías trabajar más, no te mereces descansar».

Muchas veces estas voces nos pueden resultar muy familiares, y podemos darnos cuenta de que nos decimos las mismas cosas que nuestros padres reales nos decían. Incluso es posible que hayamos podido ir ampliando estas voces con las de otros vínculos, como amistades o parejas. Observa si es tu caso, y si te repites frases que un día te dijeron las personas que son o fueron importantes para ti.

Te propongo que te escuches y estés atenta a los «Yo debería», y que detectes si es una voz sana la que te habla, con tendencia a cuidarte y a darte amor cuando lo necesitas, o si, por el contrario, tiene una tendencia más insana porque desacredita tus sueños y las cosas que quieres lograr en la vida. Si tu tendencia es la de estar en la parte más crítica, y estás constantemente enfocada en lo que debes hacer, en las normas, obligaciones y en ser perfecta, te vas a sentir muy exigente contigo misma y no podrás fluir. De modo que, si ves que tienes una tirana muy potente que te está controlando, tu trabajo consiste en potenciar uno de los otros estados del yo para compensar y suavizar esta voz crítica.

Estado adulta

Este estado se corresponde a tu voz interna que te dice: «Yo elijo». Es la figura que está entre el padre y la niña. Es la parte de ti que sabe lo que quiere, lo que tiene que hacer, pero también la que puede conectar con el placer. Esta parte encuentra el equilibrio entre lo que debe y lo que desea.

Cuando estás en tu adulta te haces cargo de ti misma y eliges nuevas posibilidades (rompes patrones). Escuchas a tu niña herida, tu parte vulnerable, con todos sus miedos e inseguridades, y también escuchas la voz del padre que te desacredita y te dice que no puedes. Escuchas el diálogo interno que nace en ti, das espacio a todas las voces y, desde ahí, te preguntas: «¿Qué puedo hacer con esto?».

La adulta es la que pone conciencia y proporciona paz a la guerra interna que sientes, porque es esa voz que atestigua. Te ayuda a volver al aquí y ahora, y elige lo mejor para ti. Esto no significa que no sientas la tristeza, la alegría, la pena o el miedo. Ser madura no implica no sentir, significa sentir y saber acompañarte en tus procesos.

Hay muchas mujeres que, cuando conectan con su parte vulnerable, no saben cómo gestionarse y lo que hacen es desconectarse o dejarse solas. Esperan que otra persona se haga cargo de su niña herida (normalmente la pareja), porque internamente no hay ninguna adulta que se haga cargo de ellas. En estos casos, las relaciones se vuelven profundamente dependientes.

A continuación, pongo un ejemplo de una situación gestionada por la adulta y por la niña, para que sea más fácil comprenderlo.

> Mi pareja me llama y me dice que hoy, al salir del trabajo, se quedará con los compañeros tomando algo. Automáticamente, siento cómo se activa mi ansiedad, me siento muy nerviosa y no puedo seguir concentrada en mi proyecto (se activa mi apego ansioso).
>
> Conecto con la idea de que: «Quizá, con ellos se lo pasa mejor que conmigo. Si fuera importante para él, querría pasar más tiempo a mi lado. Seguramente, ya se está cansando de mí». Me engancho a este tipo de pensamientos, conecto con la sensación de no ser suficiente y cada vez me siento más ansiosa. Mi parte vulnerable (mi niña herida), necesita ahora mismo sentirse vista, saber que su pareja la quiere, que todo está bien, que no ha hecho nada malo. No puede esperar a conversar con su pareja por la noche, necesita hacerlo ahora y que la otra persona le diga algo que la haga sentirse de nuevo segura para recuperar su calma (necesito que la otra persona me regule, porque no soy capaz de hacerlo por mí misma y no conecto con mi parte adulta).

> Por ello, cojo el teléfono y le escribo compulsivamente a mi pareja. No respeto que en este momento sigue trabajando y, además, sé que hoy tenía una presentación importante. Además, me inquieto por su falta de respuesta y decido llamarlo hasta que consigo hablar con él. Al escuchar su voz, me siento muy enfadada por haber tardado tanto en atenderme. Le hablo con brusquedad, no comunico ni expreso lo que es importante para mí, y le reclamo que hoy tendría que venir a casa pronto porque no he parado ni para comer para acabar temprano y poder hacer algo juntos. Mi pareja no puede extenderse mucho en la conversación, pero me dice que no sabía que teníamos planes para hoy. Me dice que, si es así, ya quedará otro día con los compañeros de trabajo y vendrá temprano a casa. En ese momento, mi ansiedad se evapora. Ya me siento vista. Ya soy de nuevo importante para él. Me siento a salvo, de buen humor y puedo continuar haciendo mis cosas.

En esta situación, ha sido la niña la que ha decidido constantemente qué hacer. Ella aprendió que para sentirse vista tenía que ser insistente, manipular o victimizarse. Y sigue haciendo lo mismo, siempre movida por el miedo.

Ahora vamos a ver cómo se podría gestionar esta misma situación desde la mujer adulta:

> En el momento en el que empiezo a sentirme ansiosa y a conectar con la idea de que no soy importante para mi pareja por el hecho de querer pasar tiempo con sus compañeros, acompañar a la niña en esta situación sería: «Mi amor, entiendo que te sientes inquieta porque en nuestra anterior relación, cuando Marc empezó a hacer planes sin nosotras, resultó cierto que sí estaba perdiendo el interés, pero ahora no tiene por qué repetirse lo mismo. Si para ti es importante que David nos avise con más tiempo para así poder organizarnos la tarde, luego se lo vamos a expresar. Pero ahora puedes estar tranquila, mi amor. David nos cuida y no tienes que tener miedo a no gustar. Eres perfecta como eres. Respira. Estoy contigo».

¿Puedes observar la diferencia que supone para nosotras mismas acompañarnos desde un lugar u otro?

Estado niña

Este estado se corresponde a tu voz interna que te dice: «Yo deseo». Esta parte de ti tiene tu esencia y también esconde tus miedos más profundos. Esta niña sana en esencia la puedes ver cuando ríes, cuando eres espontánea, divertida, creativa, o cuando haces aquello que tanto te gusta. Tiene mucho que ver con las cualidades femeninas. La otra parte que esconde tus miedos es la que está menos construida, es menos autónoma y necesita que sea otra persona la que la sostenga. Puede manifestarse como la niña sumisa o la niña rebelde.

La niña sumisa es la parte de ti que, ante una situación que no le gusta, le duele o siente injusta, no hace nada para solucionarlo, porque no se siente con derecho a expresarse o a ir a buscar lo que quiere y necesita. Con esta actitud, espera que alguien la vea y la rescate. Desde la niña sumisa, no comunicas lo que es importante para ti ni pones límites, porque tu adulta no valida lo que tu niña necesita. Si esta niña te condiciona y está al mando de tus relaciones, no te vas a sentir empoderada, porque el verdadero poder es que tú sepas hacer algo con lo que sientes y darte lo que necesitas.

La niña rebelde es la parte de ti que responde de forma desproporcionada, es reactiva, se siente enfadada, y acusa y exige a los demás que le den lo que necesita. Ella no comunica lo que necesita de forma madura, sino que vomita al otro lo que siente, tratando simplemente de que le quite el malestar. Si esta niña habita en ti, quiero que puedas conectar contigo misma y comprender qué sientes y qué necesitas y que, desde ahí, puedas expresarlo de forma asertiva, sabiendo diferenciar lo que te corresponde a ti gestionar y qué es aquello que sí puedes esperar del otro. Comunicar de una forma asertiva sería decir: «Cuando tú haces "a" yo me siento "b", y me gustaría/ necesito que...».

A continuación, pongo un ejemplo: «Cuando no respondes mis mensajes en todo el día, me siento poco importante y me gustaría que nuestra comunicación fuera más fluida». Así, lo que le dices al otro es que: «No me siento bien, no me estoy sintiendo importante ni valorada en esta relación, y me gustaría otra cosa. Elijo otra cosa para mí». La otra persona te lo puede dar o no, pero observa cómo aquí no eres ni pasiva (niña sumisa) ni exigente (niña rebelde). Esto es conectar con tu parte adulta y asertiva.

Me gustaría que empezaras a observar cuándo actúas desde la niña sumisa y cuándo lo haces desde la niña rebelde; si esperas que el otro te salve o culpabilizas y exiges. Identifica cuál es tu tendencia, cuál es tu estrategia y reflexiona qué parte necesitas reforzar más.

En las situaciones en las que la niña interior actúa, te propongo que hagas la siguiente reflexión: ¿cómo sería gestionar esta misma situación desde tu yo adulta?

Si quieres construir relaciones maduras y adultas, la primera que tiene que conectar con su adulta eres tú.

No solo quiero que pongas la mirada en esta niña herida, también es muy importante cuidar a la niña sana. Hay mujeres que no se permiten vivir el aquí y ahora de forma espontánea, se vuelven rígidas, previsibles y aburridas. No hay en ellas una mujer adulta que elige, hay una niña muy asustada que lo ha inundado todo. Es por esto que, a continuación, te invito a que hagas un ejercicio muy bonito.

EJERCICIO

Anota en una libreta todas aquellas cosas que le apetece hacer ahora a tu adulta y que le encantaba hacer a tu niña, y empieza a abrir espacios para poder hacerlas, para que la niña se sienta más viva. Estas cosas pueden ser tan simples como bailar, reír sin complejos, hacer manualidades, pintar, comer algún dulce, etc. Se trata de que liberes a la niña sana y te permitas sentirla.

Ahora te invito a que profundices más. Hazlo cuando te sientas preparada. Quiero que puedas observar tu vida y darte cuenta de en qué áreas sientes que está más presente tu niña y de qué forma, en cuáles tu parte adulta no se está haciendo cargo y cuándo está más presente tu parte crítica o nutritiva.

Esta herramienta te ayudará a identificar qué estado tienes que reforzar más. El objetivo del ejercicio es que cada vez aprendas más a conectar con tu adulta para cuidarte y proporcionarte aquello que hubieras necesitado de niña. Ser compasivas con nosotras mismas implica validar nuestras emociones, darnos permiso para sentir, poner límites a los demás y a nosotras mismas, y conectar con momentos de disfrute.

Recuerda que la expectativa no es gestionarlo todo de forma perfecta. En algunas ocasiones, te van a sobrevenir emociones y no te vas a sentir capaz de conectar con tu adulta es ese momento, y no pasa nada. Tienes derecho a conectar con tu parte adulta cuando puedas, y comunicarte desde ahí entonces. Tienes tiempo para resolverlo, no te exijas sentirlo de una forma distinta. Recuerda que lo estás haciendo lo mejor que puedes y sabes en este momento.

AUTOCUIDADO Y LÍMITES

Hacerte cargo de ti misma es cuidar de ti. Para recuperar tu poder personal y pasar de la dependencia emocional a la interdependencia y desarrollar un apego seguro, necesitas aprender a cuidar de ti misma. Quizá no has aprendido porque no tuviste una referencia clara (revisa, por ejemplo, cómo se cuida tu madre y qué has aprendido de ella), porque entendiste que tus necesidades no eran importantes, porque colocarte tú como la prioridad de tu vida era egoísta o porque cumplir con todas las expectativas impuestas por tu propia voz no te permiten parar (Ej. Tengo que poder yo sola con todo).

Pero quiero decirte que necesitas hacerlo. Necesitas estar contigo y cuidar de ti. No puedes pretender hacer todo este proceso personal ni disfrutar plenamente nada de lo que consigas si no tienes energía. Por ello es importante que podamos repasar juntas las bases del autocuidado, y que puedas darte cuenta de cuáles son los puntos que necesitas desarrollar más, para empezar a dar pequeños pasos que te hagan sentir que te estás cuidando.

La culpa y el miedo no son buenos motores para el cambio. Necesitas hacerlo con cariño y con la intención de cuidar de ti.

Cuidas de ti y no te dejas sola cuando:

- Sientes que tus necesidades son importantes. Comunicas y pides lo que necesitas y no esperas que los demás lo adivinen.
- Te posicionas, das tu opinión y defiendes tus derechos cuando sientes que es necesario.
- Le dedicas tiempo diario a actividades que son agradables para ti y te llenan de energía.
- Te sientes cómoda ayudando a los demás, pero también te ocupas de ti.
- No te echas la culpa ni te responsabilizas de todo lo que ocurre o de cómo se sienten los demás.
- Cuando no te sientes bien, haces cosas que te ayudan a estar mejor, y no las que te hacen sentir peor.
- Dices «No» a aquellas cosas que no resuenan contigo, que son perjudiciales para ti, no conectan con tus valores o simplemente no te apetecen. Practicas los límites sanos.
- Valoras lo bonito que tienes y aceptas los comentarios positivos de ti, dejas que te lleguen adentro.
- Te hablas con amor y no te juzgas. Eres compasiva contigo misma.

- Validas lo que sientes, escuchas lo que necesitas y te lo das (no esperas que los demás cubran todas tus necesidades).
- Te rodeas de personas que te nutren y comparten tus valores, que te quieren bien y te sientes a gusto a su lado.
- Conectas con lo que para ti es importante y revisas tus prioridades.

Aléjate del ruido y las prisas, y escúchate. Eres responsable de cuidar de ti más que nunca. Ante cualquier situación, atiéndete siempre y concédete el permiso de conectar con lo que tu cuerpo, mente y sentimientos te pidan. Sé que no es fácil, y que a veces será muy incómodo porque a lo mejor no estás acostumbrada. Pero es así como consigues abrazarte de verdad. No te compares con nadie: a todas no nos funciona lo mismo, así que tienes que conocerte para ver qué te va bien a ti. Para averiguarlo, responde con sinceridad a las siguientes preguntas.

EJERCICIO

Hazte las siguientes preguntas: ¿qué te sirve cuando estás triste? ¿Qué te sirve cuando te sientes nerviosa? ¿Qué te sirve cuando sientes miedo? ¿Cómo puedes saber que estás cuidándote?

Para comenzar con tu autocuidado, dedica tiempo a lo que te gusta hacer y desarrolla tu propio proyecto. Si has estado o estás implicada en relaciones de dependencia, seguramente te has olvidado de ti durante mucho tiempo. Nos ocurre a todas: nos olvidamos de nuestras necesidades, de nuestros proyectos, de nuestras inquietudes y de nuestros sueños. Hemos estado tanto tiempo con el foco puesto en la otra persona, que a veces nos cuesta recordar quién somos, qué nos gusta y qué nos hace vibrar. Podrás averiguarlo haciéndote preguntas tan simples como qué cosas te hacen sentir bien, qué te gustaría aprender o probar, o qué parte de ti te encantaría desarrollar y que otros pudieran ver.

Al vivir en pareja, empezamos a desconectar de nosotras mismas y a estar únicamente pendientes de la otra persona. Entramos en una rueda en la que negamos nuestras necesidades y nos adaptamos al otro, incluso nos traicionamos al creer que, de esta forma, seremos amadas y no nos dejarán. Nos desequilibramos mucho cuando nos olvidamos de nosotras mismas para poner el foco en el otro. Por ello, quiero insistir en que, para reparar el apego inseguro ansioso o para salir de dinámicas tóxicas, es importante que busques y construyas tu propio espacio personal, que busques proyectos que sean solo tuyos, de nadie más.

Tanto si acabas de salir de una relación de dependencia, como si estás sumergida constantemente en este tipo de dinámicas tóxicas, esto es de especial relevancia para ti. Para sanar nuestra forma de vincularnos, necesitamos devolver el foco a nosotras mismas y desarrollar un espacio que sea solo nuestro, y que se respete y se mantenga a pesar de que haya otras personas en nuestra vida.

La revisión y el autoconocimiento son importantes,
pero la acción también lo es.

Otra acción indispensable para cuidarnos a nosotras mismas es establecer límites sanos. Los límites son necesarios para crear relaciones íntimas y profundas, e indicar a los demás cómo queremos que nos traten y qué es importante para nosotras. Son una forma de cuidarnos, de protegernos, de actuar con amor y compasión hacia nosotras. Y no solo me refiero a límites para los demás, sino también para ti. Si no sabes ponerte límites de autocuidado y autorrespeto, tampoco sabrás ponérselos a los demás y te estarás dejando desprotegida. Para aprender a poner límites, primero tienes que saber cuáles son (qué es lo que a ti te funciona y qué no) y qué es lo que quieres para ti. Para esto, de nuevo, necesitarás encontrar momentos a solas contigo para escuchar a tu cuerpo, sentir tus emociones y observarte y, así, poder conocerte.

A continuación, quiero ponerte un ejemplo para que puedas entenderlo mejor:

> Esta semana, el grupo de amigas habíamos decidido hacer una cena en casa de una de nosotras. La misma tarde, mi amiga, que ponía su casa, me escribe para decirme que no se ha podido organizar y que mejor la hagamos en la mía. Cambiar los planes a mí me supone estar toda la tarde muy nerviosa, porque tengo que salir a comprar, arreglar la casa y, además, me había comprometido con mi madre que pasaría a verla un rato. Hacer la cena en mi casa me supone un estrés añadido, pero, a pesar de todo, le digo que sí, que no se preocupe.

Si me observo durante este proceso, veo que he sentido incomodidad, me he sentido invadida, ha aparecido la ansiedad y siento que para llegar a todo debo exigirme demasiado. Todas estas emociones y sensaciones me avisan de que estoy traspasando un límite. En este caso, si me observo, me daré cuenta de que hubiera preferido negarme. Haber dicho «No» habría sido la forma de cuidar de mí estableciendo mis límites.

El cuerpo siempre sabe lo que es bueno para nosotras, pero en la mayoría de las ocasiones preferimos no escucharlo porque poner límites es arriesgado, ya que las demás personas no siempre los aceptarán. Y este es el gran miedo que se activa en nosotras, el pensamiento de que la otra persona nos deje de querer, se marche y nos quedemos solas. Tememos que convertirnos en las protagonistas de nuestra propia vida nos haga perder el amor de los demás, y este es el gran miedo que sustenta el apego inseguro ansioso: el miedo al abandono.

Es cierto que en alguna ocasión, la otra persona se irá, pero no te olvides de que tú siempre tienes derecho a pedir que tu relación sea recíproca y correspondida en todos los niveles. Así que, si el otro se marcha (te hablo de cualquier tipo de relación) es porque no puede, sabe o no quiere darte el lugar que mereces.

Poner límites tiene consecuencias. Tomar decisiones nos conecta con la incertidumbre y tener conversaciones incómodas genera malestar y eso no va a dejar de pasar. Así que debes transitar la incomodidad y no poner excusas: recuerda que tienes derecho a establecer límites y a mantenerlos. A las mujeres nos cuesta especialmente poner límites porque hemos sido criadas en un entorno en el que ser complacientes ha sido reforzado. Se nos ha educado para dejar a un lado nuestras propias necesidades, y responder siempre a las de los demás.

A las mujeres se nos ha educado para cuidar, pero no para cuidarnos.

Por todo ello, nuestro mayor compromiso debe ser el de aprender a cuidarnos, porque cada vez que traspasamos nuestros límites, que damos sin recibir o que hacemos cosas que no queremos por gustar, nos estamos traicionando a nosotras mismas.

Te estarás preguntando cómo se ponen los límites. Al principio, si no estás acostumbrada a hacerlo, puede que lo hagas de forma algo abrupta o excesiva. Es normal, estás empezando a practicar un nuevo tipo de respuesta, y necesitas hacerlo una y otra vez para ir puliendo tu conducta y poder hacerlo de forma asertiva y amorosa con el otro. Debes tener en cuenta tus necesidades y también las de los demás, decir cómo te sientes sin señalar al otro por lo que es. No pasa nada si al inicio te sientes un poco torpe, simplemente date tiempo y sé muy amable contigo misma, porque estás aprendiendo y estás haciendo tu proceso. Será incómodo, se activará tu miedo y malestar, y puede que estés todo un día dándole vueltas a si has hecho lo correcto o no, o si la otra persona se habrá enfadado. En momentos así, recuerda que el límite lo pones por amor a ti y por coherencia con lo que sientes y necesitas, así que el siguiente paso es abrirte a la posibilidad de que pueda suceder aquello que tanto temes.

Puedes practicar este mantra y trabajarlo lo suficiente hasta que notes que, poco a poco, te puedes abrir a esta posibilidad: «Estoy dispuesta a que esta persona me juzgue, me rechace o se vaya. Estoy dispuesta porque no me quiero anular, no quiero dejar de ser yo y quiero vivir una relación sana».

Te animo a que hagas una lista de los límites que crees que deberías poner en tu día a día. Quizá te ayude completar las siguientes frases: «Las cosas que me hacen daño y permito son...», o «Los límites que necesito poner para ser coherente conmigo misma son...».

Puede que te sientas rara o que no estás preparada, y está bien. Empieza a practicar en espacios y con personas seguras para ti. Las personas que te quieren bien, agradecerán que les puedas comunicar cualquier cosa que te esté incomodando o haciendo daño. No poner límites acaba afectando a nuestras relaciones, incluida la relación con nosotras mismas. De modo que este debería ser uno de tus mayores compromisos: empezar a decir lo que sientes y ser más sincera contigo misma y los demás.

Me encantaría poder simplificar lo que te quiero transmitir. A veces siento que nos complicamos demasiado y se trata únicamente de volver a lo esencial, a lo básico. Así que reflexiona con las siguientes ideas y toma tu propio compromiso: decir «Sí» cuando quieres decir «Sí», decir «No» cuando quieres decir «No», hacer lo que quieres hacer y no hacer lo que no quieres hacer, y todo, por amor a ti.

CONVERSA CONTIGO MISMA

Conversamos con nuestras amigas, con nuestra familia, con las compañeras de trabajo, con la vecina, a través de las redes sociales, etc. Sin embargo, como dice Marta García en su libro *Un lugar donde encontrarte*, se nos olvida lo más importante: conversar con nosotras mismas, contarnos cómo nos sentimos y preguntarnos hacia dónde queremos ir. Se nos olvida parar, salir un rato del piloto automático y quedarnos a solas teniendo una conversación honesta y verdadera con nosotras mismas. Deberíamos preguntarnos qué es el éxito para nosotras, qué tipo de ritmo y vida queremos llevar, cómo nos estamos sintiendo en las relaciones que mantenemos, qué necesitamos, qué nos sobra, qué nos está demandando demasiada energía, qué sería bueno soltar, qué nos hace vibrar, qué nos está incomodando, qué nos agobia, qué decisiones queremos revisar o qué queremos seguir cuidando. Se nos olvida estar en nosotras.

Y esto es lo que me gustaría que hicieras hoy: conversar contigo misma y preguntarte cómo estás, qué necesitas y qué puedes hacer por ti. Escribe las respuestas en un papel y respóndelas de forma humilde, sincera y calmada. Háblate con cariño y no temas encontrar tu verdad; pregúntate con la curiosidad de saber, de conocerte. Tu cuerpo sabe y en tu verdad siempre encuentras tu camino.

La conversación honesta y profunda contigo misma la tienes que construir tú, dándote un espacio y siendo respetuosa, paciente y asertiva. El diálogo interno es constante, agitado, imprevisible y casi involuntario (si no aprendemos a observarlo), y nos acompaña en todo momento. Puede que no seas muy consciente de lo que te dices, de cómo te hablas o de cómo te tratas, pero a partir de ahora quiero que lo observes, porque te prometo que la calidad de tu diálogo interno determinará la calidad de tu vida, tus relaciones y, sobre todo, la relación que tienes contigo misma.

Si en tu diálogo interno se escucha más fuerte la voz crítica, autoexigente y perfeccionista, si te dices y sientes que así como eres no eres suficiente, para. La solución no está en todo aquello que crees que debes cambiar o conseguir, sino en parar y trabajar todas las creencias que tienes sobre ti misma.

Ya eres suficiente. No necesitas más. No tienes que ser más.
Tan solo debes parar y revisar todo aquello que opinas
injustamente sobre ti misma.

«Es culpa mía. Soy un desastre. Todo lo hago mal. ¿Quién me va a querer con este carácter?». Nos hablamos así. Esta es la manera en la que nos tratamos. No habrá ningún cambio en tu vida (ni en las relaciones ni en tus patrones) si te sigues hablando así. Este tipo de diálogo nos genera mucho malestar, falta de confianza en nosotras mismas y atenta directamente contra nuestra autoestima. Necesitas ser más comprensiva contigo y no exigirte tanto, necesitas tratarte con amor y ser amable y compasiva contigo misma, porque te lo mereces. El primer paso para avanzar en este camino es que puedas observar e identificar cómo te estás hablando hoy.

El ejercicio que te propongo a continuación te valdrá para ser consciente de cómo te tratas, y para aprender a cambiar este diálogo crítico por uno más amoroso. Si quieres aumentar tu autoestima y ganar en seguridad, es necesario que te aceptes tal como eres (lo que no quiere decir que tengas que amar todas las partes que hay en ti), y aprendas a suavizar la voz de tu crítica interna.

Quiero que, cuando te juzgues y seas dura contigo, al menos seas consciente de que lo estás haciendo. Esto te permitirá poder parar y, a partir de ahí, generar un nuevo tipo de diálogo contigo misma, en el que lo importante sea hablarte de manera que te ayudes a soltar carga y a aligerarte emocionalmente; que sientas que te acompañas y te tienes a ti de tu lado.

EJERCICIO

¿De qué forma te hablas y tratas a ti misma cuando...
... algo no te sale como esperabas?
... necesitas pedir ayuda?
... tienes un conflicto con alguien?
... cometes un error?
... te dicen que «No»?
¿Con qué tipo de cosas y situaciones sueles juzgarte y criticarte? Cuando eres dura contigo misma, ¿cómo te sientes? ¿Te ayuda este tipo de exigencia y dureza contigo misma? ¿Qué crees que consigues hablándote así? ¿Cómo podrías cambiar tu lenguaje para ser más amable y comprensiva contigo misma?

En tu diálogo interno, vas a poder observar todas las creencias que tienes sobre ti. Si sientes que hay alguna parcela de tu vida donde te sientes bloqueada y sin poder avanzar, lo primero que tienes que hacer es detectar qué creencias limitantes te están impidiendo que logres lo que deseas. Observa qué creencias tienes sobre ti y sobre esa situación concreta, porque no vas a crear en base a lo que tú quieres, si no en base a lo que tú crees y esperas de ti misma.

Tus creencias se encuentran en lo más profundo de ti y no siempre es fácil llegar a ellas. De hecho, la mayoría de las veces, no sabemos ni que las tenemos y, sin embargo, nos dirigen y a través de ellas interpretamos el mundo, las relaciones con los demás, lo que nos ocurre y quiénes somos (o, mejor dicho, quién se espera que seamos). No nos cuestionamos si estas creencias son verdad, si hoy nos sirven o si, por el contrario, nos están limitando y paralizando. Las hemos integrado tanto, e incluso nos identificamos tanto con ellas, que no nos planteamos la posibilidad de que podamos hacer algo diferente para nosotras. En vez de ello, repetimos una y otra vez nuestro patrón y seguimos confirmando que lo que nos contamos es cierto. Es lo que se denomina «profecía autocumplida», en la que buscamos confirmar con nuestras acciones nuestras propias creencias. Quiero ponerte un ejemplo de cómo nos condiciona lo que pensamos de nosotras mismas:

> Laia tenía la creencia de que a ella todas sus parejas la acababan abandonando a los tres meses de empezar la relación, en el momento en el que se mostraba y se dejaba conocer un poco más. Hace unas semanas, empezó a conocer a un chico, y ahora conecta de nuevo con el miedo profundo a que la historia se repita. En su mente, hay abandono, y ella no deja de ver abandono en cada uno de los comportamientos de él. Lo que más teme es que esta persona se aleje de ella. En su sentir más profundo es lo que cree que va a suceder, y por este motivo no se puede mostrar espontánea ni disfrutar del momento. Le encantaría que la relación saliera adelante, pero está en alerta y tratando de corroborar que lo que ella se cuenta es cierto: «Cuando me conozca un poco más, me acabará dejando». Su energía y atención están puestas en confirmar que a ella siempre la abandonan.

¿Cómo se está tratando Laia? ¿Cómo se percibe a ella misma? ¿Cuán merecedora se siente de que alguien la elija por ser quien es? ¿Para ella existe la posibilidad de que alguien la valore y quiera estar a su lado? Sigamos con la historia, porque no acaba aquí:

> Ayer Laia llamó a este chico y él no le cogió el teléfono. Ella, automáticamente, conectó con el pensamiento de «Ya no me quiere». Este pensamiento negativo es coherente con su creencia. Al pensar que ya no la quería y entrar en un bucle de pensamientos como «Yo no gusto, hay algo de malo en mí, no voy a encontrar nunca a nadie», se puso ansiosa, muy triste y excesivamente preocupada.
>
> No es la primera vez que se siente así. Otras veces, cuando no se ha sentido vista en anteriores relaciones, se ha sentido exactamente igual. Seguramente, si siguiéramos profundizando más, de niña ya se sintió muy ansiosa y triste cuando sus padres reconocían a su hermana, y ella sentía que no era especial para ellos.
>
> Ella tiene mucho miedo a conectar de nuevo con la sensación de vacío y abandono, y siempre que siente que esto puede ocurrir, busca el contacto con la otra persona porque necesita que le haga saber que todo está bien. Necesita buscar la calma y sentirse a salvo a través del otro (recuerda que una persona con tendencia al apego ansioso necesita aprender a autorregularse). Y su forma de actuar, los mecanismos que activa para sentirse a salvo, realmente hoy no le sirven.
>
> Laia, en esta búsqueda por restablecer la conexión con su pareja, comenzó a llamarla desesperadamente. Para ella, no había otra explicación posible al hecho de que él no le hubiera cogido el teléfono que la que ella se contaba: «Ya no me quiere». Necesitaba, de forma inmediata, saber qué estaba ocurriendo y que el otro le dijera que estaba equivocada.
>
> Cuando él salió del trabajo y pudo hablar con ella, se mostró muy disgustada. Discutieron, y él le dijo que no le gustaba su actitud controladora, y que no quería estar con una persona que mostrara tal falta de confianza. Se alejó y ella confirmó su creencia una vez más: «A mí siempre me abandonan».

En este caso, Laia podría haber boicoteado una relación sana por su creencia, que hace que interprete la realidad de forma distorsionada, sintiendo que todo lo que hace la otra persona tiene que ver con ella. Lo cree porque le ocurrió otras veces con otras relaciones, y así se perpetúa su creencia. Lo que no tiene en cuenta Laia es que sus relaciones siempre habían sido con parejas no disponibles emocionalmente y que, obviamente, acabaron en ruptura. Siempre ha elegido inconscientemente a parejas que corroboraran sus creencias, y en cada ruptura la creencia se convierte en un hecho, con lo cual, toma más fuerza. Laia, en lugar de pensar que estas parejas no eran adecuadas para ella y que tiene que cambiar su forma de ver el amor y de verse a sí misma, sigue reconfirmando que es culpa suya, que tiene que haber algo de malo en ella porque, si no, no se alejarían. Así como se cuenta su historia, cada vez se siente menos válida.

En este caso, Laia necesitaría revisar sus creencias, lo que ella piensa de sí misma de forma injusta, reconocer su valor y enraizarse a sus necesidades; darse cuenta de que no tiene que dejar de ser quien es para que la quieran, y elegir en su vida a personas que le aporten paz.

Para cambiar nuestras creencias debemos saber cómo se han configurado. Las creencias se forman en nuestros primeros años de vida, en una etapa en la que somos especialmente vulnerables y no tenemos juicio crítico. Es decir, no nos cuestionamos si lo que nos dicen que somos y las explicaciones que nos dan sobre el mundo son o no reales, y simplemente las damos por válidas.

En la infancia, nos construimos a través de la mirada de los demás, creamos nuestros propios esquemas sobre nosotras y sobre los demás, e hicimos lo necesario para encajar. De este modo, aprendimos qué sentimientos está bien expresar, qué es aquello que nos tiene que gustar, qué tipo de personas son las que puedes amar, qué se espera de nosotras, qué cuerpo debes tener, qué sueños son posibles para ti o qué tipo de familia tienes que construir.

> Desde niñas estamos sometidas a este tipo de mensajes que nos indican cómo debemos pensar, sentir y actuar.

Recibimos mensajes acerca de cómo somos, pero también acerca de lo que podemos llegar a ser y de lo que somos capaces de conseguir. Estos mensajes nos van a calar bien profundo y a base de escucharlos, nos vamos identificando con ellos. Esto me conecta con lo que te contaba cuando hablábamos de «reinterpretar tu modelo de amor y de lo que tú quieres para ti». Es lo mismo. Aquí debes realizar el ejercicio de observar tus creencias, revisarlas y cambiar aquellas que hoy te hacen sentirte rígida.

Nuestras creencias también se van construyendo como resultado de las experiencias que hemos vivido, o de las opiniones que hemos recibido por parte de compañeros de clase, de trabajo, de amigos, de parejas, etc. Todos ellos han contribuido a formar nuestro autoconcepto, y es posible que hayamos integrado como nuestros mensajes que ellos nos expresaban. Estos mensajes también puede ser que se hayan convertido en creencias muy limitantes para nosotras, frases que nos repetimos a diario y que son en realidad una forma de protegernos e impedir que salgamos de lo conocido, nuestra zona de control.

Me gustaría ponerte mi ejemplo personal, para que puedas ver que toda creencia, aunque sea limitante, tiene una utilidad, motivo por el que la seguimos manteniendo. Es fundamental que conozcas la utilidad de las creencias que no te permiten avanzar. Aun cuando sentimos que nos limitan, estas siempre tienen una función, ya sea protegernos, evitarnos el sufrimiento o no exponernos al fracaso:

> Cuando empecé a acompañar a mujeres, llevaba años formándome, pero siempre sentía que no era suficiente. Mi creencia oculta era: «No estás preparada todavía, tienes que estudiar más». Como yo me lo contaba así, me lo creía y no sentía que estaba postergando nada, simplemente sentía que lo más honesto para mí y para vosotras era seguir estudiando, y pensaba que cuando sintiera que sabía lo suficiente, empezaría este proyecto. Pero la realidad es que ese momento no llegaba: acababa un máster y hacía otro. Mi voz crítica me seguía diciendo que no estaba preparada.
>
> Recuerdo una conversación con mi chico en la que me di cuenta de mi creencia, y de que seguir estudiando era mi manera de justificar-

me para no pasar a la acción, de no mostrarme. Porque empezar, en el fondo, me daba miedo, pero yo no me lo contaba así. Empezar este proyecto implicaba exponerme, que no saliera bien, que no supiera darme lugar entre tantas compañeras maravillosas, dejar una estabilidad económica y laboral y emprender sola, etc. Mi creencia me impedía seguir creciendo y, a la vez, me protegía al no tener que enfrentarme a todos los miedos que aparecen cuando hacemos algo por primera vez. Pero si no te expones, es imposible que redefinas tus teorías a partir de nuevas experiencias.

En mi caso, sigo formándome porque es algo que me apasiona, pero dejé de esperar porque la realidad es que siempre tendré algo que aprender. Obviamente, a día de hoy, todavía puedo sentir dudas o inseguridad en algún momento, pero aprendo caminando. Otra lección que aprendí de esta espera autoimpuesta es que no es cierto que exista el momento perfecto y que, además, debo darme el permiso de avanzar y encarar todos mis miedos. Ahora, pasado el tiempo, para mí ha sido un reto precioso del que me siento realmente orgullosa. ¿Y sabes qué? Como realmente más he aprendido ha sido con vosotras, cuando me atreví a meterme en el barro.

Mi historia la puedes llevar a la tuya. Quiero que también puedas descubrir qué creencias te están generando malestar, para que detectes qué te están impidiendo hacer o de qué te están protegiendo. Así podrás decidir si siguen siendo útiles y cómo podrías flexibilizarlas para que te ayuden a construir la vida que quieres, sea en relaciones de pareja, amigos, familia o trabajo.

Para identificar y pensar en todas estas creencias limitantes y usarlas en tu beneficio, te sugiero que te animes a hacer el siguiente ejercicio.

EJERCICIO

Piensa en las áreas de tu vida en las que hoy sientes que no te acaba de ir bien, o no acabas de conseguir aquello que deseas, y anota tu discurso interno. ¿Qué te cuentas? ¿Cómo ves la situación? ¿Cómo te ves a ti misma buscando este objetivo?

Anota también todas las ideas y mensajes que has recogido a lo largo de tu vida en relación con este tema: mensajes de tu familia, de tus amigos, de la sociedad en general (suele haber más mensajes limitantes que potenciadores).

Cuando tengas toda esta información, por escrito:

1. Toma conciencia de las creencias que aparecen.
2. Observa qué miedos surgen que son tuyos, y cuáles no te corresponden. Sin darnos cuenta, hemos hecho nuestros miedos de nuestros padres o de su generación, pero hoy en tu vida no son funcionales. Como adulta, para lograr la vida que deseas, tienes que empezar a diferenciarte de tus creencias de origen, y separar tus creencias limitantes de las de tus padres.
3. Date cuenta de las etiquetas y creencias que sigues cargando respecto a quién eres y renueva tu autoconcepto. A veces nos seguimos describiendo por cómo nos han dicho que éramos, y seguramente muchas de estas etiquetas están pasadas de moda. Revisa cómo te ves hoy: has evolucionado y habrás cambiado en muchos aspectos.
4. Escribe todas las afirmaciones que oías acerca de ti, de tus gustos y de tu forma de ser cuando eras pequeña, y analiza si algo de esto está determinando quién eres hoy. Valora durante unos días si estas afirmaciones son realmente ciertas, o si tu esencia es distinta. Lo importan-

te es que descubras si construyes tu identidad a partir de lo que te contaron sobre ti cuando eras niña.

5. Coge el listado de creencias que has realizado en el primer punto, y haz otra lista al lado donde puedas escribir cada vez que una creencia no se ha cumplido, las excepciones. Si sientes que no ha habido ninguna, apunta qué responsabilidad tienes tú para que no haya habido ninguna excepción, porque seguramente has activado toda una serie de pensamientos, emociones y acciones para corroborar tu propia teoría.
6. Flexibiliza tus creencias. Cuando cada día actúas de la misma manera, no ocurre nada distinto. Necesitas cambiar poco a poco la manera de hacer las cosas, para que puedas sentir otro tipo de experiencias y resultados, y así ir reajustando tu creencia a la nueva realidad. Recuerda que las creencias son nuestro mapa, y no puedes eliminar una creencia sin reemplazarla por otra.

Puede que en este momento seas más consciente de tu forma de actuar, de tus creencias, de tu diálogo interno y de tus patrones, y te estés diciendo: «Si la teoría ya me la sé... ¿Por qué es tan complicado llevarlo a la práctica y actuar de forma distinta?». Básicamente, porque saberse la teoría no implica generar un cambio. Muchas de nosotras nos sentimos más cómodas en el hacer y en seguir leyendo, recopilando información, haciendo talleres, etc. Comprender es un paso muy necesario, pero ahora toca pasar del conocimiento (saber) a la experiencia (sentir). Trabajar tus heridas no es solo conocerlas, es abrirte en canal y volver a sacar estas emociones para drenarlas. Es abrazar tus blancos, tus grises y tus negros.

Nos cuesta actuar de forma distinta por miedo al rechazo, a sentirnos solas, a la crítica, al juicio y, sobre todo, a que nos dejen de querer. Esta es la base de todo. Este miedo nos paraliza y hace lo posible para que nos quedemos en el lugar en el que estamos, haciendo lo que siempre hemos hecho, a pesar de que así no nos sintamos plenas, cuidadas o ni siquiera queridas.

El ejercicio aquí es sentirnos lo suficientemente seguras como para escuchar nuestros miedos, y seguir adelante con ellos, aunque esto implique sentir el vacío de la soledad. El miedo se supera afrontándolo, a tu manera y a tu ritmo. Y tienes que estar dispuesta a sentir y a legitimar lo que sientes: créeme que hay recursos en ti para superar lo que sea que tanto temes.

LA VIDA A VECES DUELE: SENTIR LAS EMOCIONES

En ocasiones, la vida duele. También es natural y está bien sentirse triste después de tomar una decisión correcta. No siempre vas a sentirte aliviada, quizás aparecen la culpa, la intranquilidad, el miedo a la pérdida o la ansiedad. Incluso haber tomado esa decisión te puede conectar con la sensación de fracaso y esto te puede hacer dudar, aunque en el fondo, sepas que es lo que necesitas hacer. A veces parece que simplemente, porque nosotras elegimos una opción determinada, no deberíamos sentir el dolor, y si ocurre, vamos a evitar tomar cualquier decisión que implique sentirlo. No tiene sentido. Que una decisión sea dolorosa no quiere decir que sea equivocada.

He acompañado a muchas mujeres y siempre ha habido un momento en el proceso en el que se han cuestionado que si quizá todavía les duele soltar esa relación, poner ese límite o tener esa conversación incómoda, es porque no están todavía lo suficientemente empoderadas. Y no es cierto.

Estar empoderadas y tomar decisiones desde nuestra mujer adulta no tiene nada que ver con no sentir.

Empoderarse significa hacerte cargo de ti, tomar decisiones que te benefician, darte lo que te mereces y ponerte como prioridad porque confías en ti. Pero aun confiando en ti, también duele porque hay algo que es bien cierto: ser coherentes con nosotras mismas, en muchas ocasiones, implica tomar decisiones que escuecen, y a veces, no estamos dispuestas a atravesar la incomodidad y el vacío.

Podemos sentir que una determinada decisión no es la adecuada porque duele, pero ¿qué dice nuestra intuición? Ella sabe que si te permites experimentar el dolor y dejas de resistirte a él, aprenderás a estar contigo misma y podrás conocer qué es lo que necesitas, porque cada sensación en tu cuerpo esconde una necesidad tuya no atendida.

Pero lo que nos ocurre es que cuando sentimos el vacío aquí dentro no sabemos cómo gestionarlo más allá de llenar nuestras vidas de relaciones, planes o trabajo. Al final son mecanismos que activamos para no sentir, para evadir nuestras emociones. Nos incomoda sentir y nos ocupamos tanto que no nos damos espacio para parar y ver qué pasa en nuestro cuerpo. Cuanto más enfocadas estamos en las otras personas o en cosas externas, más desconectadas vamos a estar de nosotras mismas. Huimos del malestar, pero eso no hará que desaparezca. De hecho, siempre vuelve a aparecer y hasta que no aprendas a sostener esa incomodidad y conectes con tus emociones para ir a favor de ellas, será complicado que puedas sentirte mejor y que estés en coherencia contigo misma.

Necesitas incorporar en tu día momentos para parar y observar qué te está pasando. Estar contigo misma sin juzgar.

Todas las emociones son naturales, por muy incómodas que a veces nos puedan resultar. No temas sentirlas porque ellas te dan la vida, te dan la oportunidad de descubrir muchas cosas de ti misma.

Mereces sentir sin juicio, lo que sientes siempre es adecuado. Es normal que sientas miedo ante lo nuevo; es tan natural como respirar, comer o dormir. Lo que no es natural es que te juzgues por sentir. No te ayudas ni estás siendo compasiva contigo cuando crees que eres menos por sentir miedo, te criticas por sentir ansiedad o ignoras a tu cuerpo por mostrarte que esa relación no es segura para ti. No te exijas sentirte de una forma distinta, en todo caso revisa cómo te tratas con lo que sientes y qué piensas de ti misma por sentir.

Expresa lo que sientes. Las emociones necesitan ser expresadas, que les des voz y que seas consciente de ellas, para comprender mejor qué te sucede y qué necesitas. Esto significa cuidarte. Cuando lo hagas, poco a poco aumentará tu autoconfianza y te irás responsabilizando de ti misma. Necesitas dar voz a las emociones que te tragaste, a esas necesidades que no te has atrevido a expresar.

Valida lo que sientes. Revisa la historia que te cuentas sobre aquello que sientes. Puede que te des permiso para sentirte así o puede que te culpes por ello. Cómo tú te tratas con lo que estás sintiendo, lo cambia todo. Te prometo que el verdadero autocuidado reside aquí.

Sé que a veces puedes sentir que no eres capaz de sostener el dolor, y la forma de transitarlo es activar mecanismos para no sentir. Pero debes saber que ya existen recursos en ti para poder gestionar lo que sientes, porque estoy segura de que esta sensación ya la experimentaste en otro momento, y pusiste en marcha recursos que te ayudaron a sentirte mejor.

Así que te propongo que cojas papel y lápiz y te escribas una carta a ti misma con mucho amor y sensibilidad. Elige hacerlo en un momento en el que te sientas bien y puedas conectar con todo aquello que te ha ayudado en el pasado cuando te has sentido ansiosa, triste o sola. Esta carta debe escribirla tu mujer adulta, y que ella pueda sostener a tu parte más vulnerable que a veces siente que no puede o no sabe. Dile lo que necesita oír para sentirse mejor y todo lo que puedes hacer para gestionar lo que siente. Cuéntale todo lo que a ti te ha funcionado, y hazle saber que estás con ella.

Esta carta la puedes empezar así:

> Querida yo, sé cómo te estás sintiendo, esto ya lo hemos experimentado otras veces. Puede que esto que sientes te trate de decir que...

Esta carta será uno de tus recursos para utilizar cuando te sientas baja de ánimo y no sepas cómo gestionarte. Esta tú que sabe, la parte adulta que elige lo que le conviene y sabe acompañarse, te recordará qué necesitas en momentos así, y podrás sentir a tu adulta que está contigo y te cuida.

SER COHERENTE CON UNA MISMA

Si sientes que tu paz te la tiene que dar (o depende de) otra persona, ten por seguro que vas a sufrir, porque la única forma de tener paz es siendo coherente contigo misma, escuchando lo que sientes, acompañándote y poniéndote como prioridad.

Hay un momento en la vida en que solo puedes hacer una cosa: confiar en ti misma. Puede que no te sientas preparada para escucharte porque, en el fondo, sabes que si eres coherente con lo que sientes, tal vez esa persona deje de estar en tu vida, o una determinada situación cambie, pierdas algo o sientas que dejas de encajar. Siempre que tomamos una decisión asumimos riesgos; siempre hay algo que tenemos que estar dispuestas a soltar. Y es justamente esta parte que no queremos soltar la que hace que no avancemos, aunque nuestro cuerpo nos diga que no nos hace bien. Ser auténticas a veces implica rechazo, no encajar y experimentar la sensación tan incómoda de no pertenencia. Aquí está la verdadera dificultad, en no valorar solo tu relación, esa situación o esas amistades cuando tú estás bien, minimizando o no validando cuando te sientes triste, poco importante o poco querida. Cualquier situación hay que valorarla con todo.

Puedes sentir que ser coherente con una misma implica demasiado. Ser coherentes y auténticas implica que nos encontremos con muchas barreras, porque dejamos de encajar en el molde que alguien había preparado para nosotras. Te puedes sentir muy inquieta, e incluso elegir de nuevo adaptarte al molde porque es un lugar más cómodo, y esto también forma parte del proceso. Así que, más que nunca, compréndete, arrópate y cuídate.

El camino de permitirte ser auténtica se vuelve más llevadero cuando encuentras un espacio seguro para ti, y personas que te permiten ser en todas tus formas y que te quieren tal como eres. Está muy bien lo de tenernos a nosotras mismas, pero también es importante tener a personas que nos quieren bien. Así que no tengas miedo de pararte y observar qué es aquello que quieres, necesitas y al lado de quién. No tengas miedo (o sí, pero no te detengas por ello) de observar qué sientes. Esta será la única manera de tomar decisiones que te lleven a tu calma interna (recuerda la importancia de aprender a regularnos nosotras mismas).

Escucharnos implica empezar a tomar compromisos con nosotras, así que vamos a ello con el siguiente ejercicio.

EJERCICIO

Hazte las siguientes preguntas: ¿qué sería para ti ser coherente contigo misma en este momento? ¿Qué pasaría si hicieras algo acorde con lo que sientes?

Al hablar de coherencia, debemos tener en cuenta nuestros valores esenciales. Tus valores son tu guía, son tus principios y, basándote en ellos, vas a sentir, pensar y hacer en una determinada dirección. Necesitas definirlos muy bien, porque si tomas decisiones basándote en valores que no son tuyos, perderás el equilibrio porque vivirás una vida que no te corresponde, y que no está en coherencia con tu yo más auténtico.

Siento que es muy importante que puedas conocer los valores que hoy rigen tu vida y que cuestiones y descubras aquellos que son esenciales para ti, porque haciendo esta reflexión y revisión de tu día a día puedes darte cuenta del porqué de tu malestar en una vida en la que, aparentemente, lo tienes todo. Para sentirte en calma contigo misma, necesitas construir una vida con sentido y en coherencia contigo misma, y solo podrás hacerlo si tus decisiones están alineadas con tus valores esenciales.

A continuación, te dejo un listado de valores para que te inspires (puedes añadir los que necesites), y luego te explicaré cómo usarlos en un ejercicio. Recuerda ser muy honesta y sincera. Suelta el control y los «debería ser» de tu mente, y date permiso para plasmar la realidad tal cual es:

Creatividad	Amistad	Respeto	Comunicación
Perdón	Optimismo	Autoestima	Revisión
Diversión	Autocontrol	Emprender	Perseverancia
Seguridad	Cariño	Generosidad	Igualdad
Libertad	Felicidad	Trabajo	Empatía
Innovación	Sacrificio	Esfuerzo	Dinero
Lealtad	Justicia	Éxito	Familia
Flexibilidad	Prisa	Sabiduría	Conversar
Sencillez	Valentía	Claridad	Aventura
Asertividad	Honestidad	Liderazgo	Imagen
Estabilidad	Producir	Descanso	Humor
Planificación	Compromiso	Bondad	Organización
Cooperación	Gratitud	Intimidad	Apego
Apoyo	Relaciones	Posición social	Exigencia
Iniciativa	Expandirme	Modestia	Independencia
Salud	Simplificar	Practicidad	Tranquilidad
Transparencia	Amor	Altruismo	Armonía
Autenticidad	Aprendizaje	Apoyo	Bienestar
Conexión	Confianza	Cuidado	Entrega
Entusiasmo	Fidelidad	Hogar	Honestidad
Compartir	Paciencia	Pasión	Autocuidado
Realización	Escuchar	Vitalidad	Variedad
Aceptación	Alegría	Constancia	Curiosidad
Energía	Equilibrio	Humildad	Intimidad
Naturaleza	Presencia	Orden	Sencillez

Utiliza estos valores para la siguiente actividad.

EJERCICIO

1. Lee los valores de la lista y puntúa de 1 (mínima importancia) a 10 (máxima importancia) los que sientas que ahora mismo rigen tu vida. Tienes que ser muy honesta contigo misma según la importancia real que les estás dando en este momento. Para identificarlos, te ayudará hacerte la siguiente pregunta: «¿A qué actividades dedicas más tiempo y energía ahora?». A continuación, entre los que han recibido más puntuación, elige tus cinco valores actuales por orden de importancia. Esta lista te ayudará a tomar conciencia de qué es lo que realmente estás valorando más en este momento.
2. Una vez que tengas tu lista de cinco valores actuales, pregúntate sobre cada valor: ¿te lleva este valor a la vida que quieres? ¿Este valor es tuyo o te ha llegado de tu familia? ¿Quieres mantenerlo en tu vida?
3. Si respondes afirmativamente, pásalo a tu lista de valores esenciales (será la segunda lista que vas a hacer). En cambio, si tu respuesta es negativa, ponlo en una posición más baja, o elimínalo de la lista (cuando esto ocurre, aparece el conflicto porque empezamos a observar contradicciones en nosotras mismas).
4. Escribe otra lista con los cinco valores esenciales que sientes que hablan de ti y que realmente te definen. Haz el ejercicio de la misma forma que en el punto anterior: vuelve a puntuar del 1 al 10 aquellos que quieres que estén presentes en tu vida, y después elige los cinco que tengan mayor puntuación. Serán los más importantes para ti. Cuando lo tengas, pregúntate: ¿cuáles necesitas tener para crear la vida que quieres? ¿Cuáles son los que inspiran tu yo más profundo?

5. Estos valores son los que necesitas cultivar y trabajar, hasta que sean una realidad para ti. Escríbelos para tenerlos muy presentes, pues serán tu guía:
    1.
    2.
    3.
    4.
    5.

Siento que es el momento de valorar qué quieres seguir haciendo en tu vida, y qué quieres soltar en función de lo que sientes, quieres, necesitas y de tus valores. Mi intención es que, poco a poco, puedas construir una vida en base a quién eres y no en base a lo que te han dicho que deberías ser.

Si te sientes preparada, puedes empezar ahora mismo y puedes hacerlo con una pequeña acción que, por supuesto, sea posible para ti, esté alineada con tu momento actual, y te haga sentir más cerca de cada uno de tus cinco valores esenciales elegidos.

Si ahora no te sientes preparada, no pasa nada. Lo más importante es que respetes tus tiempos, y seas muy paciente y amorosa contigo misma y tu proceso. Lo que sí puedes hacer a partir de hoy es tener muy presentes tus valores esenciales, y que sean tu guía para vivir en coherencia y conectada con la mujer que eres, que aceptes tu cambio y tu evolución, y que aprendas poco a poco a verte, honrarte y escucharte.

EJERCICIO

Este es el ejercicio más importante de todo el libro, así que respira, sé muy honesta contigo misma, siente qué es lo que necesitas en este momento de tu vida y empieza hoy a elegir lo mejor para ti. Darte el «Sí» a ti misma es apreciarte y respetarte profundamente. Es tu mayor muestra de amor.

«Me comprometo conmigo misma a...»

SÉ TÚ

Hemos llegado al último capítulo y me pregunto cómo cerrar este libro de la forma más sencilla y amorosa posible.

Siento que te he compartido tanta información que ahora no necesitas más, simplemente sentirte, escucharte y integrar poco a poco todo lo que has ido aprendiendo.

Siento que ahora ya no hay que poner nada más, en todo caso, hay que empezar a quitar.

Y sí, me refiero a quitar corazas, miedos, inseguridades, etiquetas.

Sabiendo que dudar, sentirnos inseguras, tener miedo, sentirnos perdidas, forma parte de la vida y todas nos sentimos así en algún momento, yo la primera.

Así que no trates de esconderlo, preciosa, porque te prometo que como tú sientes y vives tu vida es lo que de verdad te hace ser única.

Eres maravillosa con todo. Con tus dramas y tu intensidad también. Señal de que estás viva, de qué te mueven cosas, de que la vida también te agita y de que nada es permanente, por suerte, si tú no quieres.

Se trata de que tu vida y tus relaciones las vivas como tú deseas, no como te han contado. No hagas lo que se espera de ti, haz lo que tú quieres para ti.

Vive tu vida siendo tú.

Es el compromiso más bonito que puedes tomar contigo misma y el mejor consejo que siento que puedo darte. Sé tú. La vulnerabilidad nos une y conecta, es lo que nos hace humanas.

No cambies por nadie, cambia solo si lo sientes necesario por amor a ti.

Cuídate, date permiso para estar triste, expresa lo que sientes, pide ayuda si lo necesitas, protégete de lo que te hace daño, suaviza tu voz crítica, persigue tus sueños, revisa tus prioridades, el estilo de vida que a ti te funciona, tu energía y tus relaciones.

Elige a personas que te hagan sentir cuidada, querida y valorada siendo tú, te prometo que así será mucho más fácil que tú te sientas bien contigo misma. Cómo tú te ves y cuánto te valoras, mucho tiene que ver con la imagen que los demás te devuelven de ti.

Ojalá siempre recuerdes que mereces un buen amor, de esos que se sienten bonito en el cuerpo.

Ojalá hoy te ames un poquito más y seas más compasiva contigo.

No se trata de centrarte solo en ti, pero sí de que encuentres el equilibrio entre cuidar y cuidarte.

Que nadie te haga dudar de ti, ni siquiera tu misma.

Deseo que te hayas sentido comprendida, te prometo que tú y yo nos parecemos mucho más de lo que piensas.

IDEAS CLAVE

- Necesitas estar contigo misma.
- Vivimos rodeadas de ruido y prisas, y nos perdemos ahí para no sentir lo que estamos sintiendo.
- Cuida de ti como algo valioso.
- Sé compasiva contigo misma.
- Necesitas silenciar tu voz más crítica y darte permiso.
- Escucha qué parte de ti habla: la adulta, la niña o el padre.
- No pretendas gestionarlo todo siempre de forma perfecta; eres humana.
- Hacerte cargo de ti es cuidarte.
- No te exijas cambiar desde el miedo o la culpa. Esto no es autocuidado.
- Estás en tu propio proceso; no te compares con nadie.

- Dedica tiempo a aquellas cosas que te hacen sentir bien y que te gusta hacer.
- Para poner límites, tienes que estar dispuesta a no encajar.
- Incluye en tu día a día un espacio para preguntarte cómo estás, cómo te sientes y hacia dónde quieres ir.
- Revisa todas las creencias que tienes sobre ti misma.
- Hay recursos en ti para sostener lo que tanto temes.
- Hoy eres suficiente.
- Que una decisión sea dolorosa no implica que sea errónea.
- Estar empoderada no tiene nada que ver con no sentir, sino con saber acompañarte y tomar decisiones que te benefician.
- La niña del pasado sigue en ti; es tu parte más vulnerable.
- Cada vez que en una situación del presente reaccionas de forma desproporcionada, tu niña te está pidiendo que la escuches y la atiendas.
- Dile a tu niña aquello que necesita oír de ti. Sé la adulta que necesita para sentirse cuidada.
- Hay un momento en la vida en que solo puedes hacer una cosa: confiar en ti misma.
- Ser auténtica a veces implica rechazo.
- Tus valores son tu guía. En función de ellos, sentirás, pensarás y actuarás de una determinada forma.
- Necesitas pasar a la acción y tomar pequeños compromisos contigo misma para construir la vida que tú quieres.

EPÍLOGO

Gracias por haber llegado hasta aquí. Me siento realmente agradecida por haberme colado en tu vida y haberte acompañado en este encuentro tan íntimo contigo misma. Sé que este libro te ha podido mover de tu sitio, inspirar y hacer reflexionar. Quizá incluso has podido comprender aspectos de ti que nunca antes habías observado. De corazón espero que hayas aprendido, que te hayas replanteado cómo has funcionado hasta ahora en tus relaciones y, lo más importante de todo, que lo hayas hecho con mucho amor y paciencia contigo misma y con tu proceso. Si te llevas un poco de todo esto, y cada día sabes estar mejor contigo misma y no dejarte sola, soy más que feliz.

La verdad es que cuando empecé a escribir estas páginas sentía de forma muy clara lo que quería contar, pero ha sido un reto poner en orden cada idea y palabras a tus sentimientos, tu dolor, tus inquietudes, tus miedos, tus deseos... Sentía que tenía que ser muy cuidadosa, porque no nos conocemos, pero, a la vez, siento que buscamos lo mismo: sentirnos vistas, amadas, cuidadas y seguras. Al sentirme tan cerca de ti, ha sido mucho más fácil hablarte. Lo he hecho como si fueras mi amiga, con todo mi amor y respeto; como si fuera esa voz que poco a poco necesitas cultivar en ti, que te valida, te sostiene, que es amable, te apoya y confía en ti.

Mientras escribo este epílogo, siento un nudo en el estómago. Hay una parte de mí que se siente muy orgullosa por haberse atrevido a mostrarse, por creer que algo de lo que te cuento te pueda servir para suavizar tu voz más crítica, quererte un poco más y darte el lugar que te mereces en tus relaciones. Pero también hay otra parte que se siente emocionada por hacer lo que tanto le apasiona, que es estar contigo. Ojalá pudiera tenerte aquí delante porque te abrazaría fuerte. Te admiro y te quiero mucho. Siento en lo más profundo que eres una mujer maravillosa y, como te decía en las primeras líneas de este libro, te prometo que no hay nada de malo en ti, nunca lo hubo, vales mucho y no dudes de ti misma cuando alguien no sepa apreciarlo.

Me encantaría poder resumir de forma muy breve las ideas que constantemente resonaban en mi cabeza mientras escribía, las cosas que quiero que sepas, porque yo hubiera necesitado que alguien me las hubiera dicho cuando vivía las relaciones desde la ansiedad y el miedo. Cuando sentía que tenía que esforzarme para que los demás me quisieran, cuando me había creído que el amor era renuncia, era dejar de verme para únicamente ver al otro.

Te comparto mi experiencia como mujer primero, y como terapeuta de mujeres, después.

Quiero que recuerdes y te lleves lo que necesites en este momento.

De mí para ti.

El amor es fácil y suave, que nadie te haga creer lo contrario. El inicio de una relación es para crear las bases y construir lo que quieres tú, así que sé clara con aquello que para ti es importante y pon los límites que sientas necesarios desde el principio. Es la única forma de enseñar a los demás cómo quieres que te traten y crear relaciones sanas. Todas necesitamos que nos quieran, y esto no te hace dependiente o menos empoderada. Esto te hace humana. Necesitas elegir muy bien a las personas que entran en tu mundo, porque no todas merecen estar en él. Es igual de importante aprender a estar bien sola, como a estar bien en pareja. Recuerda que dejarse querer también es quererse. Tu vida hoy tiene que gustarte, y tienes que aprender a cuidar los momentos a solas contigo misma. Necesitas potenciar siempre tu autonomía y tener parcelas en tu vida que sean solo tuyas. Tus emociones te dan una información muy valiosa sobre ti y sobre lo que necesitas. No dejes de escucharlas y valida lo que sientes; sea lo que sea, siempre es adecuado. Una relación que no sientes segura no lo es: no busques excusas. Escucha cómo te hablas, te cuidas, te tratas con lo que sientes, y cada día trata de ser un poco más compasiva contigo misma.

Conversa mucho contigo porque, a pesar de lo que a veces puedes sentir respecto a tu necesidad de los demás, realmente a quien necesitas es a ti.

Gracias, amiga, por compartir este tiempo conmigo, gracias por haberte traído hasta aquí. Eres única,

Noemí Seva

Si quieres seguir profundizando e inspirarte con mis reflexiones, te espero en mis redes sociales:

@noemi_seva_coach

noemiseva.com

REFERENCIAS

Libros

Anabel González, *No soy yo*, 2017.
Amir Levine y Rachel Heller, *Maneras de amar*, Editorial Books4pocket, 2016.
Elma Roura, *El camino al éxtasis*, Editorial Koan, 2020.
Joan Garriga, *Bailando Juntos*, Editorial Destino, 2020.
Joan Garriga, *El buen amor de la pareja*, Editorial Booket, 2013.
Xavier Guix, *¡Cuánto te quiero!*, Editorial Aguilar, 2011.
Marta Segrelles, *Al encuentro de tu niña interior*, Editorial Círculo Rojo, 2021.
Elizabeth Clapés, *Querida yo: tenemos que hablar*, 2022.
Marta García, *Un lugar donde encontrarte. Alimenta tu esencia*, 2020.

Talleres

Ascen Castillo, Taller Apego seguro. Construyendo una nueva relación conmigo y con el mundo.
Lorena Cuendias, Taller Dependencia emocional y la química del trauma.